第一線呼吸器科医が困った症例から学んだ教訓

監修 吉澤靖之　編集 鏑木孝之　遠藤健夫　石井幸雄　大石修司　斎藤武文

克誠堂出版

監修・編集者一覧

吉澤 靖之
東京医科歯科大学学長
（監修）

鏑木 孝之
茨城県立中央病院・茨城県地域がんセンター
呼吸器内科・副院長
（編集）

遠藤 健夫
国立病院機構水戸医療センター呼吸器科・
呼吸器科医長
（編集）

石井 幸雄
筑波大学附属病院
土浦市地域臨床教育センター
呼吸器内科・教授
（編集）

大石 修司
国立病院機構茨城東病院
胸部疾患・療育医療センター
内科診療部呼吸器内科・内科診療部長
（編集）

斎藤 武文
国立病院機構茨城東病院
胸部疾患・療育医療センター
内科診療部呼吸器内科・院長
（編集）

執筆者一覧

砂田 幸一
国立病院機構茨城東病院
(現 済生会横浜市東部病院呼吸器内科)
(Case1)

沼田 岳士
国立病院機構水戸医療センター呼吸器科
(Case2～4)

箭内 英俊
国立病院機構水戸医療センター呼吸器科
(Case5～7)

遠藤 健夫
国立病院機構水戸医療センター呼吸器科
(Case8～10)

藤倉 雄二
国立病院機構水戸医療センター(現 防衛医科大学校内科学講座(感染症・呼吸器))
(Case11)

春日 真理子
国立病院機構茨城東病院
(現 筑波大学呼吸器内科)
(Case12)

櫻井 啓文
国立病院機構茨城東病院
(現 筑波大学呼吸器内科)
(Case13～14)

根本 健司
国立病院機構茨城東病院呼吸器内科
(Case15～16)

林 士元
国立病院機構茨城東病院
(現 筑波大学呼吸器内科)
(Case17～18)

福井 紗知
神奈川県立循環器呼吸器病センター
(Case19)

関根 朗雅
国立病院機構茨城東病院
(現 神奈川県立循環器呼吸器病センター)
(Case19)

國保 成暁
国立病院機構茨城東病院
(現 日本医科大学付属病院呼吸器内科)
(Case20～24)

蛸井 浩行
国立病院機構茨城東病院
(現 日本医科大学付属病院呼吸器内科)
(Case25～26)

三浦 由記子
国立病院機構茨城東病院呼吸器内科
(Case27～28)

松村 壮
茨城西南医療センター病院呼吸器内科
(Case29〜31)

大瀬 寛高
茨城県立医療大学付属病院内科
(Case32)

山田 豊
茨城県立中央病院・茨城県地域がんセンター
呼吸器内科
(Case33)

鏑木 孝之
茨城県立中央病院・茨城県地域がんセンター
呼吸器内科
(Case33)

石井 幸雄
筑波大学附属病院土浦市地域臨床教育センター
呼吸器内科
(Case34)

大塚 眞人
きぬ医師会病院内科
(Case35)

八木 貴子
きぬ医師会病院放射線科
(Case35)

北舘 孝之
江東微生物研究所検査部
(Case35)

落合 晶子
江東微生物研究所検査部
(Case35)

津覇 政子
江東微生物研究所検査部
(Case35)

谷田貝 洋平
国立病院機構茨城東病院呼吸器内科
(現 筑波学園病院呼吸器内科)
(Case36〜38)

角田 義弥
国立病院機構茨城東病院呼吸器内科
(現 筑波大学呼吸器内科)
(Case39)

本書を上梓するに当たって
─経験を科学へ─

　筆者は1969年大学卒業後，医局在籍は1年半（実質大学での研修は半年）で医局を辞し，関連（連携）病院ではない一般病院に入職した．

　大学は呼吸器の一般病床は8床と少なかったが，勤務先病院は45床くらいあるので症例が多く臨床医となるにはベターと考えた．その他の理由は2つあった．

　一つ目は，当時大学に残っているほかのグループの先生方は研究が中心であり，自分の専門診療以外は興味を示さなかったが，時代的にそれがほかの大学でも同じような状況にあった．二つ目は，当時の臨床現場は経験だけを頼りにする大雑把な議論であり，また文献検索が不自由な時代であり質問すると「自分で勉強しなさい」という雰囲気であった．

　しかし，私の入局少し前に米国でチーフレジデントを終了した先輩が帰国されており，臨床データに基づく白熱した議論をしているのを目の前にして，科学的視点をもった臨床医になりたいと考えた．呼吸器には個人として尊敬する，臨床に対する勘が鋭く，可能なかぎり論文を読み漁って臨床教育をする先生はいたが，医局内では異端視されていた．

　新しい勤務先病院では多数の指導医がいたが，当時の日本の臨床医は経験がすべてに近く，論文もほどほどに読む程度で，お互いの経験を積み重ねて議論をしており，一例を体系化して科学にする努力はなされていなかった．

　経験した例を中心に文献を読み類縁疾患を含めて，その疾患に対する知見を体系化する作業は，その後の臨床を進めるうえで血となり肉となり，一回り大きい臨床医，すなわち問題点を見逃さない科学的視点をもった臨床医となるためには必要である．しかし少人数で臨床を行っていると，いわゆる我流の医療となり，経験の積み重ねが経験として止まり，日常業務の忙しさもあり知識は体系化されていないことが多い．

　本書は第一線で悩み苦しみ，成功の喜びを味わっている現場の医師が，迷いながら行った医療を文字にして，臨場感を示しながら，いかに知識として体系化したかの過程と，その経験して体系化した科学を，ほかの臨床医の間で共有したいと考えた．著者らの呼吸器病床は総数で400床にも上り，日本で呼吸器としては有数な病床数となるうえ，著者が9年間在籍した筑波大学で夜遅くまで，症例検討を行った苦労をともにした仲間が多く，私の最後の臨床呼吸器科医へのアドバイスとして本書をその集大成にしたいと考えている．

　それぞれの施設は第一線の病院であり，紹介患者など，以前の検査データや臨床経過がわかった例をみる大学病院と違って，症例のバラエティや症例の日々の変化のダイナミズムは素晴らしく，その経験した症例である原石を見つけ出し磨き上げ，科学的知識として共有したいと考えた．執筆者の皆さんの臨床に対する情熱は並々ならぬものがあり，それを個人の経験に止めておくのは資源の有効活用の面から損であると考えた．

　したがって，喝としてのスローガンは本人たちの反省であり喜びであり，メンターとしての私の激励でもある．大きな病院といっても大学と違って特定の疾患を蓄積して臨床データを発表するのは至難であり，一例一例を丁寧に纏めあげて本著者のように発表するのがよいと思う．

　一般に臨床データ，症例解析，病態などの書物類は，比較的時間に余裕のある大学で臨床を行っている先生方が，個々の体験を積み上げた経験ではなく，総論的に発表されることが多い．一例一例を積み上げた臨場感溢れる報告は第一線の病院で働く臨床医が報告することが望ましい．

　私は病院も大学も両方経験した経歴があり，両者のメリット，デメリットを十分理解しているつもりであり，本著はその一端，病院のメリットを代表する貴重な本と考える．第一線の現場で日々患者に向き合っている臨床医と情報を共有し，ほかのグループからも本著のような本が発表されるのを期待したい．

2017年1月吉日
吉澤靖之

CONTENTS

CASE 1 症状（発熱），画像パターン（結節性空洞，すりガラス影）
壊死物質による吸引性肺炎の経過中に薬剤性肺炎を発症し
多彩な陰影を呈した肺癌の症例 .... 砂田 幸一 1

CASE 2 症状（呼吸困難，背部痛），画像パターン（胸膜病変，胸水貯留）
リンパ球優位かつADA高値の胸水貯留より結核性胸膜炎が疑われたが，
確定診断のための胸膜生検で癌性胸膜炎と診断された症例 .... 沼田 岳士 6

CASE 3 症状（喘鳴，呼吸困難），画像パターン（無気肺）
喘息様症状を主訴とし，高度の無気肺を呈した
肺血栓塞栓症の症例 .... 沼田 岳士 11

CASE 4 症状（発熱，呼吸困難），画像パターン（間質性陰影，非線維化性―すりガラス影主体）
ARDSに対してステロイド治療を開始したところ
粟粒影が明確となった粟粒結核の症例 .... 沼田 岳士 15

CASE 5 症状（胸痛，呼吸困難），画像パターン（肺胞性陰影）
抗凝固療法が効果なく症状が進行し，PCPSを導入して救命したが，
その後多彩な合併症が出現した肺血栓塞栓症の症例 .... 箭内 英俊 19

CASE 6 症状（発熱），画像パターン（多発性結節性陰影，空洞性陰影）
多発性筋炎に対してステロイド治療中に急速な経過で
多発性空洞病変を形成し，多量排菌を来した肺結核の症例 .... 箭内 英俊 24

CASE 7 症状（羞明，咳嗽），画像パターン（結節性陰影）
全身性のサルコイド反応を合併し，病期診断に苦慮した肺癌の症例
.... 箭内 英俊 29

CASE 8 症状（発熱），画像パターン（多発性結節影，遊走）
移動する肺結節影が先行したリンパ腫様肉芽腫の症例 .... 遠藤 健夫 34

CASE 9 症状（発熱，呼吸困難），画像パターン（肺胞性陰影，容積減少）
マクロライド，ステロイド薬の投与にもかかわらず重症化した
マイコプラズマ肺炎の症例 .... 遠藤 健夫 40

CASE 10 症状（発熱，呼吸困難），画像パターン（肺胞性陰影，再燃）
呼吸困難・意識障害で発症したインフルエンザによる
肺炎，脳炎，ARDSの症例 .... 遠藤 健夫 44

CASE 11
症状（呼吸困難），画像パターン（すりガラス影）
画像所見に不釣り合いな低酸素血症から診断に至った
肝肺症候群の症例　　　　　　　　　　　　　　　　　　　　藤倉 雄二　49

CASE 12
症状（咳嗽），画像（無気肺陰影）
内視鏡所見と詳細な吸入歴聴取により診断に至った
bronchial anthracofibrosis の症例　　　　　　　　　　　　　春日 真理子　54

CASE 13
症状（睡眠時無呼吸），画像パターン（奇異性声帯運動）
睡眠時無呼吸を認め，奇異性声帯運動を確認し得た
多系統委縮症の症例　　　　　　　　　　　　　　　　　　　櫻井 啓文　58

CASE 14
症状（発語困難），画像パターン（脳梗塞巣）
35歳の若さで脳梗塞を発症し，
肥満低換気症候群と診断された症例　　　　　　　　　　　　櫻井 啓文　63

CASE 15
症状（労作時呼吸困難），画像パターン（肺胞性陰影，容積減少）
レジオネラ肺炎治療後に労作時呼吸困難が進行した
続発性の器質化肺炎症例　　　　　　　　　　　　　　　　　根本 健司　67

CASE 16
症状（労作時呼吸困難），画像パターン（間質性陰影，容積減少）
典型的臨床所見を欠いた
抗ARS抗体（抗KS抗体）陽性間質性肺炎の症例　　　　　　根本 健司　72

CASE 17
症状（労作時呼吸困難），画像パターン（肺動脈造影，血管の狭小化・途絶）
血栓内膜除去術で肺高血圧は改善したが呼吸不全が増悪した慢性血栓塞栓性
肺高血圧症に対して，バルーン肺動脈形成術が有効であった症例　林 士元　76

CASE 18
症状（自覚症状なし），画像パターン（心エコー，肺高血圧）
著明な肺高血圧があるにもかかわらず労作時低酸素血症を認めないことを
契機に診断し得た多発性末梢性肺動脈分枝狭窄症の1例　　　林 士元　82

CASE 19
症状（発熱，咳嗽），画像パターン（浸潤影，空洞）
肺結核時に併存した気管支結核による
気管支狭窄が原因と考えられた肺化膿症の症例　　　　　　福井 紗知ほか　87

CASE 20
症状（喀痰，咳嗽），画像パターン（粒状影，浸潤影）
気道病変にクラリスロマイシンが奏功していたが，経過中に
アレルギー性気管支肺真菌症が顕性化したヤング症候群の症例　國保 成暁　91

CASE 21
症状（喀痰，咳嗽），画像パターン（粒状影，浸潤影）
慢性咳嗽を主訴に受診し，初発症状から40年が経過し，心，肺，肝，脾，皮膚の多臓器に活動性病変が明らかとなったサルコイドーシスの症例
國保 成暁 97

CASE 22
症状（呼吸困難），画像パターン（浸潤影）
手のこわばりが先行し，びまん性肺胞出血による呼吸困難で発症した高齢SLEの症例
國保 成暁 104

CASE 23
症状（発熱），画像パターン（空洞影）
食欲不振と発熱で受診し，播種性 Mycobacterium intracellulare 症と診断された肺非結核性抗酸菌症の化学療法・外科治療歴のある高齢女性の症例
國保 成暁 109

CASE 24
症状（発熱），画像パターン（浸潤影，空洞影）
比較的若年で発症し，肺食道瘻が繰り返す増悪に関与したと考えられた Mycobacterium abscessus 肺感染症の成人女性症例
國保 成暁 113

CASE 25
症状（咳嗽），画像パターン（浸潤影）
肺結核の標準治療後，同時に存在していた気管支結核からの菌体成分に由来する器質化肺炎が出現した症例
蛸井 浩行 119

CASE 26
症状（発熱，食欲不振），画像パターン（浸潤影，胸水）
肺浸潤影・胸水貯留で発症し，播種性結核に播種性クリプトコッカス症の合併が明らかとなった高齢女性の症例
蛸井 浩行 125

CASE 27
症状（検診），画像パターン（血管陰影）
健診胸部X線検査を契機に診断された血管奇形の2例
三浦 由記子 129

CASE 28
症状（血痰），画像パターン（空洞，多発結節影）
肺NTM症で治療中に肺炎を繰り返し，病原性のある菌が複数認められた症例
三浦 由記子 136

CASE 29
症状（喀血），画像パターン（すりガラス陰影）
同一部位に周期的すりガラス陰影の出現した若年女性の症例
松村 壮 142

CASE 30
症状（労作時呼吸困難），画像パターン（肺嚢胞）
肺を破壊する浸潤影および進行性嚢胞を呈した肺MAC症の症例
松村 壮 147

CASE 31	症状(意識障害), 画像パターン(空洞影) 空洞が急速に拡大する浸潤影を呈した肺ムコール症の症例	松村 壮	152
CASE 32	症状(胸部異常陰影), 画像パターン(空洞影) 結核様肺病変を認めた慢性肉芽腫症の症例	大瀬 寛高	156
CASE 33	症状(自覚症状なし), 画像パターン(胸水) 健診にて右胸水貯留を指摘され, 局所麻酔下胸腔鏡では 確定診断に至らなかった悪性胸膜中皮腫の症例	山田 豊ほか	161
CASE 34	症状(胸痛, 呼吸困難), 画像パターン(多発性嚢胞) 繰り返す気胸を発症し, さまざまな合併症により治療に難渋した 結節性硬化症の1例	石井 幸雄	165
CASE 35	症状(発熱, 倦怠感, 呼吸困難), 画像パターン(広範囲浸潤影) 肺炎が著明改善しながらも, DIC, 血球貪食症候群などの併発により 救命し得なかったレジオネラ肺炎の症例	大塚 眞人ほか	171
CASE 36	症状(咳嗽, 喀痰), 画像パターン(腫瘤影) 肺癌との鑑別に苦慮した アレルギー性気管支肺アスペルギルス症(ABPA)の症例	谷田貝 洋平	178
CASE 37	症状(発熱, 呼吸困難), 画像パターン(びまん性粒状影) 両肺にびまん性粒状影を認め, 特異な mosaic perfusion pattern を 呈した慢性肺血栓塞栓症合併粟粒結核の症例	谷田貝 洋平	183
CASE 38	症状(発熱), 画像パターン(空洞性陰影, 浸潤影) 慢性壊死性肺アスペルギルス症(CNPA)にアレルギー性 気管支肺アスペルギルス症(ABPA)の合併が疑われた症例	谷田貝 洋平	188
CASE 39	症状(呼吸困難), 画像パターン(大量胸水) 肝硬変患者の右大量胸水をインジゴカルミン腹腔内投与で 肝性胸水と診断した症例	角田 義弥	194

索引 198

▼症状（発熱），画像パターン（結節性空洞，すりガラス影）

CASE 1 壊死物質による吸引性肺炎の経過中に薬剤性肺炎を発症し多彩な陰影を呈した肺癌の症例

砂田　幸一

症例

患　者：75歳，男性。
主　訴：発熱，全身倦怠感。
既往歴：高血圧。
生活歴：喫煙20本／日×40年。
現病歴：X年6月から右季肋部痛，同年8月から血痰を自覚し，近医を受診した。その際の胸部CTで右下葉に空洞を伴う結節影を指摘され，9月中旬に当院を紹介受診した。喀痰細胞診でClass Ⅳ（扁平上皮癌）が検出され，またPETで右後腹膜リンパ節に転移が確認されたことから，肺扁平上皮癌Ⅳ期と診断した。同年10月下旬からカルボプラチン（CBDCA）とゲムシタビン（GEM）による化学療法を開始したが，その5日後から発熱と全身倦怠感が出現したため，翌日に当院救急外来を受診した。
入院時現症：体温38.9℃，血圧142/91 mmHg，脈拍85回/分，SpO_2 95％（室内気），意識清明，右肺野の呼吸音がやや減弱，心音異常なし，下腿に浮腫を認めず。
入院時検査所見：WBC 8,820/μl，Hb 13.2 g/dl，Plt $26.1×10^4$/μl，Alb 2.4 g/dl，AST 43 U/l，ALT 148 U/l，ALP 622 U/l，γ-GTP 335 U/l，CRP 12.2 mg/dl，CEA 2.1 ng/ml，CYFRA 2.5 ng/ml，SCC 3.1 ng/ml，NSE 12.0 ng/ml。
初診時から入院時までの画像所見：初診時の画像（前医で撮像）で右S^9に50 mm大の空洞を伴う腫瘤を認めた（図1）。化学療法開始日の胸部単純X線写真で腫瘍周囲の透過性低下と右胸水の貯留を認めていたが（図2a），入院時においては右中肺野の透過性がさらに低下していた（図2b）。胸部CTでは左肺尖部に限局性のすりガラス影があり，右の中下葉に浸潤影とすりガラス状の濃度上昇を認めた（図3a）。また原発巣内部の空洞は拡大し，空洞壁は厚く不整となっていた（図3b）。
入院後経過：発熱の原因は腫瘍周囲の肺炎と考え，抗菌薬治療を開始。第6病日の胸部単純X線写真で右肺底部に気胸の所見を認めた（図2c）。第9病日から低酸素血症が進行したためCTを再検したところ，左肺優位に広範なすりガラス影が出現し間質陰影の増強を認めた（図3c）。また，原発腫瘍の臓側胸膜は一部欠落しており，腫瘍の内腔と胸腔の交通が示唆された（図3d）。第9病日よりステ

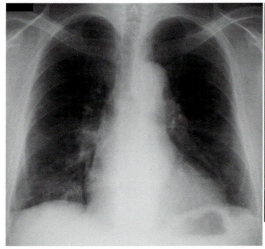
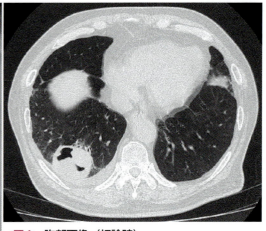

図1 胸部画像（初診時）

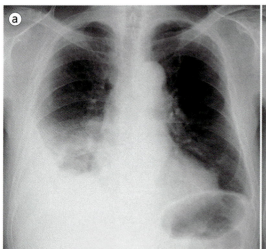
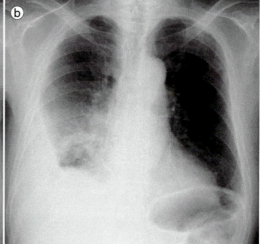
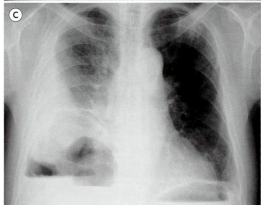

図2 胸部X線写真
　a. 化学療法開始時，b. 入院時，c. 第6病日。

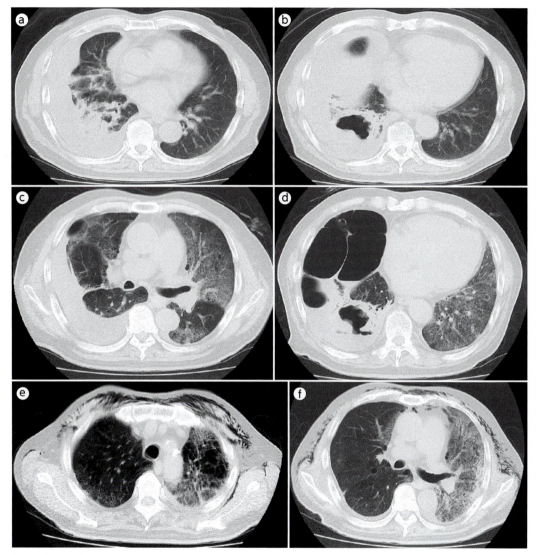

図3　胸部CT
a, b. 入院時、c, d. 第9病日、e, f. 第20病日。

ロイドパルス療法を開始し，右胸腔にドレーンを挿入して治療を継続した。その後緩やかに酸素化の改善がみられ，第20病日にCTを再検したところ右肺の陰影の改善を認めた。一方で左肺のすりガラス影の改善は乏しく，一部牽引性の気管支拡張像もみられた（図3e, f）。後療法のステロイドは0.5 mg/kgより漸減し，第34病日で終了することができた。難治性の右気胸に関しては第40病日に自己血の胸腔内投与をしたところ，投与後1分で口から血液の喀出がみられ，気道との交通が確認された。その後エアリーク量は次第に減少し，第46病日にはドレーン抜去可能となった。第60病日のCTでは両肺のすりガラス影はほぼ消失しており，病態は終息に向かった[★1]。

★1　その後長期的にリハビリテーションを行い，酸素療法も離脱可能となった。しかしADL低下が残存したため，施設入所・緩和治療の方針となり，第119病日に退院した。

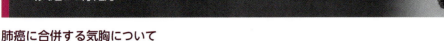

肺癌では，治療による直接肺障害だけでなく，
腫瘍崩壊による二次性合併症にも注意を

疾患の解説

肺癌に合併する気胸について

　肺癌で空洞を形成する頻度は10％程度であり，また原発性肺癌に気胸を合併する頻度は1％以下（0.05〜0.85％）とされ，まれであると報告されている[1]。肺癌に合併する気胸の発生機序については，①腫瘍の気道狭窄によるチェックバルブ機構と囊胞の破裂，②臓側胸膜への腫瘍浸潤による気管支胸膜瘻，③抗癌薬投与による腫瘍壁の崩壊などが挙げられるが[2]，本症例では②と③の関与が大きいと考えられた。

本症例でみられた左右の陰影について

　化学療法開始日と入院時の胸部単純X線写真で，右下葉腫瘍周囲の浸潤影を認めていた（図2a, b）。胸部CT所見では閉塞性肺炎とは陰影の分布が異なり，この段階で腫瘍の中枢側に壊死物質の散布によるものと思われる吸引性肺炎を発症していると考えられた（図3b）。このような吸引性肺炎と思われる病態は臨床的にしばしば経験されるが，文献的報告例は極めて少なく[3]，標準的な治療指針も示されていない。さらに本症例では気胸の治療で胸腔内に自己血を注入した際に，口から血液の喀出が観察されている。このことは穿破した腫瘍を介して胸腔と気道が交通していることを意味し，壊死物質が経気道的に散布される可能性を示唆している。その他，Tamuraらによる肺癌における内因性リポイド肺炎の検討では，腫瘍による閉塞と関係のない部位に生じる例が報告されている[4]。ここでも腫瘍細胞から産生された物質が経気管支的に散布されたことが原因と考えられており，本症例と関連性のある病態であると推定した。

　一方，左肺のすりガラス影については違う機序が考えられた。化学療法第7日目にあたる入院時のCTで，左肺尖部に限局性のすりガラス影を認めており（図3a），その後左肺全体にすりガラス影が急速に拡大し，呼吸状態が悪化した。ステロイド治療の反応性にも明らかな左右差があり，右肺とは異なる病態が想定された。GEMによる薬剤性肺障害では，ARDS/DADのパターンをとる例が報告されているが[5]，本症例の画像もそれに矛盾しない★2。また一側の肺血流や換気が障害されている場合には，対側の健常肺に異常陰影を来しやすいといわれていることから[5,6]，左肺のすりガラス影についてはGEMによる薬剤性肺障害が関与している可能性があると考えた。

★2　両側びまん性のすりガラス影の所見，および左肺のすりガラス影の内部に牽引性気管支拡張像があり，DAD型の肺障害として矛盾しないと考えた。またニューモシスチス肺炎など，ほかの鑑別疾患は血清学的に可及的に除外した。

主治医のつぶやき

　肺癌の診療では肺癌自体およびその治療により，さまざまな呼吸器合併症が出現し，しばしば重篤な状態になり得る。薬剤性肺障害や放射線肺臓炎，免疫抑制状態による日和見感染症など，鑑別診断は多岐にわたるが，その際にすりガラス影や浸潤影などの多彩な陰影をみるため，判断に難渋することも多い。肺結核や肺アスペルギルス症ではいわゆるシュープと呼ばれる管内性の進展形式をとることが知られているが，肺癌でも本症例のように腫瘍崩壊の際に生じる壊死物質を吸引することによって起こる肺炎を経験することがある。今回われわれが吸引性肺炎と称したこの病態も疾患概念としての確立はなく，治療指針も示されていない。そのため抗菌薬＋ステロイドといった経験的治療に頼らざるを得ないが，日常臨床で遭遇する可能性が十分にあり，かつ診断・治療が困難であるため報告した。腫瘍の崩壊に伴うイベントは腫瘍が増大した場合だけでなく，特に空洞を有する扁平上皮癌では抗癌薬や放射線で治療の奏功が得られた場合にも起こるので，ピットフォールに陥らないよう注意が必要である。

【文　献】

1) Steinhäuslin CA, Cuttat JF. Spontaneous pneumothorax. A complication of lung cancer？　Chest 1985; 88: 709-13.
2) 藤沢武彦，山口　豊，斉藤博明，ほか．自然気胸と肺癌．日胸1987；46：103-9．
3) 加藤毅人，成田久仁夫，大原啓示．気管支鏡検査後に急速に拡大した壊死性空洞型肺扁平上皮癌の3例．肺癌2010；50：822-7．
4) Tamura A, Hebisawa A, Fukushima K, et al. Lipoid pneumonia in lung cancer: radiographic and pathological features. Jpn J Clin Oncol 1998; 28: 492-6.
5) 日本呼吸器学会薬剤性肺障害の診断・治療の手引き作成委員会，編．薬剤性肺障害の診断・治療の手引き．東京：メディカルレビュー社，2012：23．
6) Strasser F, Hailemariam S, Hauser M, et al. A 53-year-old patient with unilateral pulmonary infiltrates following a single dose of mitomycin, vindesine and cisplatin chemotherapy for non-small-cell lung cancer. Respiration 1999; 66: 562-72.

▼症状（呼吸困難，背部痛），画像パターン（胸膜病変，胸水貯留）

CASE 2 リンパ球優位かつADA高値の胸水貯留より結核性胸膜炎が疑われたが，確定診断のための胸膜生検で癌性胸膜炎と診断された症例

沼田　岳士

症　例

患　者：88歳，女性。
主　訴：労作時呼吸困難・背部痛。
家族歴：弟；肺癌，弟；胃癌。
既往歴：特記事項なし。
生活歴：喫煙なし。
現病歴：X年3月より息切れ，背部痛が出現し，5月下旬には労作時呼吸困難を来したため近医を受診した。X線検査で胸水貯留を指摘されたため，当院を紹介受診し，精査加療目的に入院となった。
入院時現症：BT 37.0℃と微熱を認めた。SpO_2 98％（O_2 1 l/min, nasal）と軽度の低酸素血症を認めた。呼吸音は左肺野で減弱していた。左上肢と左側胸部に浮腫を認めた。
入院時検査所見：血算・生化学ではWBC 6,800/μl, CRP 0.15 mg/dlと炎症反応は認めなかった。また，そのほかにも特記すべき異常所見は認めなかった。
　腫瘍マーカー（CEA, CYFRA, NSE, proGRP）は基準範囲内であった[★1]。
　左胸水穿刺では，肉眼的に赤褐色であった。細胞数は628/μl，うちリンパ球は95％とリンパ球優位であり，LDH 2,539 U/l, ADA 77.2 U/lと高値であった。一般細菌・抗酸菌検査は陰性で，結核菌PCRも陰性であった。また，細胞診で悪性所見を認めなかった[★2]。
入院時画像所見：胸部X線写真（図1）；縦隔の右方への偏位を伴う大量の左胸水を認めた。胸部CT（図1）；大量の左胸水とともに，少量の右胸水も認めた。左側の背側で一部胸膜肥厚している部分を認めた。
入院後経過：入院後に施行した左胸水穿刺にて，リンパ球優位の滲出性胸水であり，胸水中ADA高値を呈していたことから，当初結核性胸膜炎が疑われた。確定診断のため，経皮胸膜生検を追加で施行することとした。肥厚している左胸膜から胸膜生検を行ったところ，病理所見（図2）としては，HE染色で線維性組織に異型腺管構造を認め，免疫染色では抗CEA抗体で陽性に染色され，また悪性中皮腫のマーカーであるカルレチニンおよびD2-40は陰性であり，腺癌と診断した。

★1　当院では，肺癌を疑った場合に測定する腫瘍マーカーにCA19-9やCA125は含めていないため，後日追加で測定した。
★2　この時点では，検査結果より結核性胸膜炎を第一に考えた。

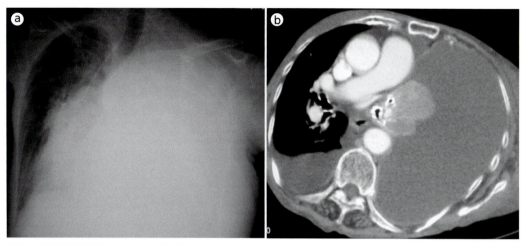

図1　胸部X線写真（a）および胸部CT（b）

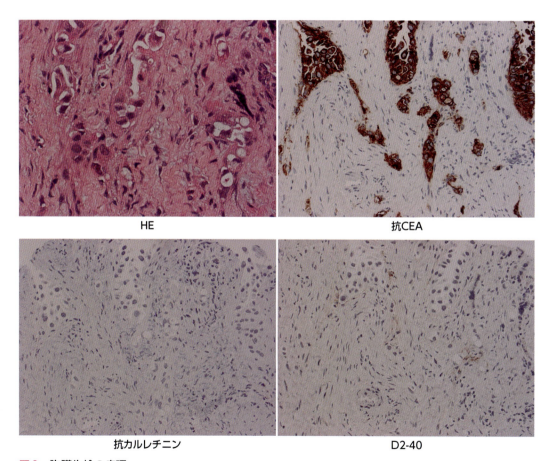

図2　胸膜生検の病理

追加で測定した血清腫瘍マーカーではCA19-9 67.7 U/ml, CA125 106.1 U/mlと高値であり，胸水中の腫瘍マーカーもCEA 31,630.0 ng/ml, CA19-9 93,770.0 U/ml, CA125 94,265.0 U/mlと異常高値であった★3。原発巣に関して，消化管検査は未施行であったが，CT上は婦人科領域も含めて悪性腫瘍を疑う所見は認めなかった。

その後，左胸腔ドレナージを続けたが，左胸水を排出したあとも左肺は膨張せず一塊となったままであった。以上の経過より肺腺癌に伴った癌性胸膜炎と診断した。高齢であり全身状態も不良であったことから，腺癌に対しては緩和ケアの方針となり他院に転院した。

★3 当院では，胸水中腫瘍マーカーをルーチンに測定していないため，ADA高値であることから，結核性胸膜炎を第一に考えた。

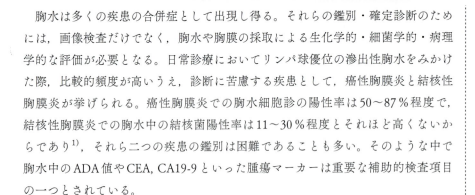

胸水ADA高値でも結核性とはかぎらない

疾患の解説

胸水は多くの疾患の合併症として出現し得る。それらの鑑別・確定診断のためには，画像検査だけでなく，胸水や胸膜の採取による生化学的・細菌学的・病理学的な評価が必要となる。日常診療においてリンパ球優位の滲出性胸水をみかけた際，比較的頻度が高いうえ，診断に苦慮する疾患として，癌性胸膜炎と結核性胸膜炎が挙げられる。癌性胸膜炎での胸水細胞診の陽性率は50〜87％程度で，結核性胸膜炎での胸水中の結核菌陽性率は11〜30％程度とそれほど高くないからであり[1]，それら二つの疾患の鑑別は困難であることも多い。そのような中で胸水中のADA値やCEA, CA19-9といった腫瘍マーカーは重要な補助的検査項目の一つとされている。

胸水中ADA高値を来す疾患としては，一般には結核性胸膜炎と膿胸が挙げられ，この2疾患では胸水中ADA値に有意差を認めないと報告されている[2]が，リンパ球優位であれば膿胸よりも結核性胸膜炎を考える。胸水中ADAを用いた結核性胸膜炎と癌性胸膜炎との鑑別という点では，以前より複数の報告がされており，いずれにおいても結核性胸膜炎では癌性胸膜炎と比較して有意に胸水中ADAは高値を呈すると報告されている（表）[1〜6]。また，胸水中ADA 50 U/lをカットオフ値としたときに，結核性胸膜炎での陽性率は97.7％であるのに対し，癌性胸膜炎での陽性率は6.1％であり，有用な鑑別診断法と考えられるが，膿胸や溶血を伴った場合では，癌性胸膜炎でもADA高値となることがあり注意が必要であるとされる[1]。本症例において，ADA 77.2 U/lと高値であった原因としては，肉眼的に赤褐色を呈しており，溶血があったためと推測した。

一方で，胸水中CEA，CA19-9については，癌性胸膜炎では結核性胸膜炎と比較して有意に高値を呈すると報告されている。胸水中CEAに関しては，結核性胸膜炎で1.5±0.1 ng/mlであったのに対し，癌性胸膜炎では19.9±3.6 ng/mlであり，胸水中CA19-9においても，結核性胸膜炎で4.5±0.5 U/mlであったのに対し，癌性胸膜炎では1,333±601 U/mlと，いずれにおいても癌性胸膜炎で高値を示したと報告されている[6]。また，胸水中CEA 2.5 ng/mlをカットオフ値としたときに，結核性胸膜炎での陽性率は8.2％であるのに対し，癌性胸膜炎での陽性率は64.7％であったとの報告もあり，その中では結核性胸膜炎でCEA 2.5 ng/ml以上であった症例はすべて結核性膿胸例であったと報告されている[1]。以上より，胸水中ADA値も胸水中CEA，CA19-9も，結核性胸膜炎や癌性胸膜炎を診断するうえで，有用な検査であることは間違いないが，測定結果の判断には，これらの測定値に影響を及ぼす因子についても十分な考慮が必要であると考えられる。

表　結核性胸膜炎と癌性胸膜炎における胸水中ADA

	結核性胸膜炎	癌性胸膜炎
Ernam D, et al. Clin Biochem 2005; 38: 9-23.	75.41±40.98　(n=65)	22.09±13.35　(n=75)
Kim YC, et al. Korean J Intern Med 1997; 12: 225-31.	48.7±32.7　(n=27)	13.9±13.0　(n=20)
Shimokata K, et al. Chest 1991; 99: 1103-7.	56　(16〜108)　(n=13)	13　(6〜53)　(n=16)
Yagi S, Kekkaku 1990; 65: 775-83.	106.0±44.7　(n=44)	29.8±68.8　(n=99)
Kurata N, et al. Rinsho Byori 1987; 35: 192-6.	65.5±17.9　(n=24)	14.4±8.6　(n=73)
Niwa Y, et al. Chest 1985; 87: 351-5.	42.9±3.7　(n=28)	15.5±1.9　(n=30)

主治医のつぶやき

　本症例は，リンパ球優位の滲出性胸水であり，胸水中ADA高値を呈したことから，当初結核性胸膜炎が疑われた。実臨床においては，このような場合に診断的治療として，抗結核化学療法が開始されるケースも多い。しかし，結核以外の疾患であった場合，本来必要である治療が遅れてしまうというリスクを考えると，最良の選択とはいえない。そのため，本症例においては念のために施行した経皮胸膜生検により肺腺癌に伴った癌性胸膜炎との診断に至り，われわれを驚かせた。癌性胸膜炎では胸水中ADAが高値を示すことはまれであるが，膿胸合併例や，本例のように血性胸水で溶血を伴った場合には高値を示す可能性があり，結核性胸膜炎との鑑別診断のうえで注意を要する。

　本症例で行われた盲目的な経皮胸膜生検での悪性胸水の診断率は40〜75％と報告されており，胸水細胞診より診断率が劣る検査のようである[7]。しかしながら，最近では局所麻酔下胸腔鏡が多施設で行えるようになってきている。結核性

胸膜炎に対しても，癌性胸膜炎に対しても，局所麻酔下胸腔鏡の検査の有用性・安全性は報告されており[8)9)]，診断に迷う例に関しては，検査が可能な専門施設への紹介を検討すべきであろう．

【文　献】

1) 矢木　晋．胸水貯留例の臨床的検討：特に胸水中CEA値，ADA活性値を中心に．結核 1990；65：775-83．
2) Ernam D, Atalay F, Hasanoglu HC, et al. Role of biochemical tests in the diagnosis of exudative pleural effusions. Clin Biochem 2005; 38: 19-23.
3) Kim YC, Park KO, Bom HS, et al. Combining ADA, protein and IFN-γ best allows discrimination between tuberculous and malignant pleural effusion. Korean J Intern Med 1997; 12: 225-31.
4) Shimokata K, Saka H, Murate T, et al. Cytokine content in pleural effusion. Comparison between tuberculous and carcinomatous pleurisy. Chest 1991; 99: 1103-7.
5) 倉田矩正，鬼原道夫，重田英夫，ほか．胸水中Adenosine deaminase (ADA) 活性とそのアイソザイム：癌性胸膜炎と結核性胸膜炎の鑑別．臨病理 1987；35：192-6．
6) Niwa Y, Kishimoto H, Shimokata K Carcinomatous and tuberculous pleural effusions. Comparison of tumor markers. Chest 1985; 87: 351-5.
7) American Thoracic Society. Management of malignant pleural effusions. Am J Respir Crit Care Med 2000; 162: 1987-2001.
8) 杉山昌裕，堀口高彦．局所麻酔下胸腔鏡診療：結核性胸膜炎．気管支学 2004；26：337-42．
9) 鏑木孝之，黒田久俊，雨宮隆太．局所麻酔下胸腔鏡診療：癌性胸膜炎の所見を中心に．気管支学 2004；26：326-30．

▼症状（喘鳴，呼吸困難），画像パターン（無気肺）

CASE 3 喘息様症状を主訴とし，高度の無気肺を呈した肺血栓塞栓症の症例

沼田　岳士

症例

患　者：50歳，女性。
主　訴：突然の喘鳴，呼吸困難。
家族歴：特記事項なし。
既往歴：アトピー性皮膚炎，気管支喘息（以前に近医で指摘されたことあるが，加療歴はなし）。
生活歴：喫煙；5本/日×10年，禁煙後8ヵ月。
現病歴：X年9月上旬朝に突然，喘鳴と呼吸困難が出現し，救急車要請した。近医に搬送された際には，自発呼吸が著しく弱く窒息のような状態であり，気管内挿管された。気道より多量の液体物（嘔吐物の疑い）を吸引し，そのときの胸部X線写真では異常所見を認められず，嘔吐に伴う誤嚥・窒息と考えられた（明らかな嘔吐のエピソードはなかったが）。しかし，その後も呼吸状態の改善はなく，4日後の胸部X線写真で左無気肺が出現し，精査加療目的に当院へ転院となった。
入院時現症：BT 36.7℃と発熱なし。Sp_{O_2} 94％（O_2 10l/min 吹き流し）と著明な低酸素血症を認めた。呼吸音は左肺野全体で減弱していたが，明らかな喘鳴は聴取しなかった。その他，身体所見に有意な異常を認めなかった。
入院時検査所見：血算・生化学ではCRP 7.70 mg/dlと上昇を認めた以外は特記すべき異常所見を認めなかった。凝固ではFDP 16.6 μg/ml，D-dimer 16.1 μg/mlと高値であった。

　腫瘍マーカーは各種基準範囲内で，その他，プロテインC，プロテインS，抗カルジオリピン抗体，ループスアンチコアグラントも基準範囲内であった。

　心エコーでは，左室収縮能正常。推定右室圧26 mmHgであり，軽度の右心負荷所見を認めた。

　気管支鏡検査★1，左主気管支は開存し，喀痰認めるも少量であった。その他，可視範囲で明らかな狭窄病変は認めなかった。

入院時画像所見：胸部X線写真（図1a）；左肺野は透過性低下。縦隔は大きく左に偏位し，左横隔膜挙上も著明。胸部CT（図1b, c）★2；左下葉，舌区は無気肺を呈している。無気肺になった部分で気管支透瞭像を認める。含気のある気管支の

★1　胸部CTでは，無気肺の内部に気管支透瞭像が認められ，閉塞機転を疑う所見はなかったが，閉塞を完全には否定できないと考え，気管支鏡での内腔観察を行った。
★2　非閉塞性無気肺の鑑別を念頭に置くべきであった。

内腔はsmoothで腫瘍性病変は指摘できない。無気肺以外にも胸膜を底辺とする浸潤影を認める。少量の左胸水が存在。肺血流シンチグラム（図2）；左下葉はほぼ全体に血流欠損を認め，右肺では散在性に胸膜を底辺とする斑状の血流欠損を認める。なお，胸部〜下肢CT（造影）では，明らかな深部静脈血栓症（DVT）の所見を認めない。

入院後経過：気管支喘息の既往があり，胸部X線写真で左無気肺を認めたため，気管支喘息発作に伴うmucoid impactionを疑い緊急で気管支鏡検査を施行したが，明らかな閉塞性病変は認めなかった。胸部CTで，楔状で気管支透瞭像を含む無気肺像を認め，無気肺以外にも胸膜を底辺とする浸潤影が認められた。また血液検査上D-dimerの上昇を認め，肺血栓塞栓症を疑った。心エコーでは軽度の

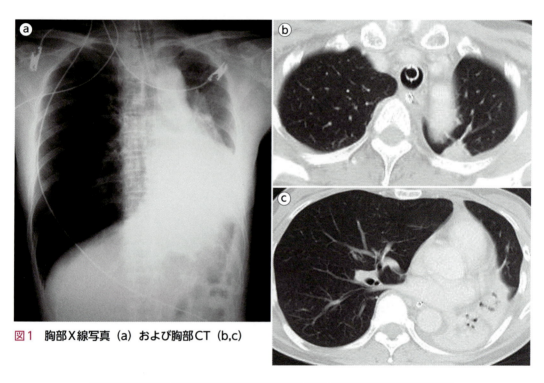

図1　胸部X線写真（a）および胸部CT（b,c）

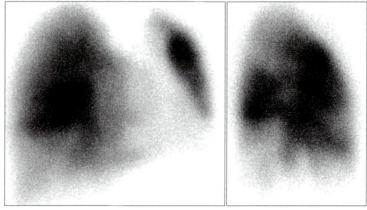

図2　肺血流シンチグラム

右室負荷所見を認め，血流シンチグラムを施行したところ多発する欠損像を認めた。以上の検査より，肺血栓塞栓症と考え，ヘパリンによる抗凝固療法を開始するとともに，ワルファリンの導入を行った。抗凝固療法開始後は，徐々に呼吸状態の改善および左無気肺の改善を認めた。これまでの検査・臨床経過より肺血栓塞栓症と診断した。第8病日に抜管し，その後も呼吸状態の増悪は認めなかった。ワルファリン調整し，第31病日に退院となった。

血栓塞栓症の原因検索を行ったが，下肢造影CTで明らかなDVTの所見なく，血液検査上凝固促進の所見も認めなかった。流産歴はなく，血液検査上では抗リン脂質抗体症候群は否定的であった。また明らかな悪性所見も認めなかった。

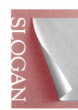

無気肺をみたら，閉塞機転があるかを調べる

疾患の解説

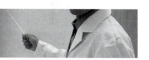

無気肺（atelectasis）は肺容積が減少した病態であり，大きく分類すると閉塞性無気肺と非閉塞性無気肺に分類される。閉塞性無気肺では，背景に肺癌に伴うことが臨床上問題になることが多いが，閉塞機転を伴わない非閉塞性無気肺もしばしば臨床で出会う。画像上，閉塞性無気肺では気管支透瞭像を認めないのに対し，非閉塞性無気肺では気管支透瞭像を認めることが鑑別に役立つ。非閉塞性無気肺をさらに，①弛緩性無気肺：気胸や胸水貯留など胸腔内に出現した病態による無気肺の形成，②粘着性無気肺：ARDSやウイルス性肺炎などの病態に伴い，肺胞表面を覆う表面活性物質の減少あるいは活性の低下によって生じる無気肺，③瘢痕性無気肺：炎症性病変による瘢痕化や間質性病変による線維化によって生じる無気肺，に分けられる[1]。

本症例のように，肺血栓塞栓症においても無気肺を呈することがあることが知られており，非閉塞性無気肺の中の粘着性無気肺に分類される。本症例の入院時の胸部X線写真では，左肺野透過性低下だけでなく，縦隔の偏位，左横隔膜の挙上も認められた。肺血栓塞栓症における胸部X線写真所見についての検討では，無気肺像は18％に認められるとされている[2]。また，肺血栓塞栓症における胸部CT所見の検討では，無気肺像は全体の約17％で，胸膜下の楔状陰影が12％で認められたと報告されている[3]。今回は左下葉の無気肺とともに他葉でも胸膜に接する楔状陰影を認め，肺血栓塞栓症が示唆された。

また，当院来院時には明らかな喘鳴を聴取しなかったが，本症例の初発症状は喘鳴と呼吸困難であった。肺血栓塞栓症に気管支喘息様症状が出現することは，

これまでにいくつかの報告で知られており[4)5)]，『喘息予防・管理ガイドライン』でも気管支喘息を診断する際に鑑別すべき疾患の一つに肺血栓塞栓症は記されている[6)]．これらによると，血栓形成部位に凝集した血小板からトロンボキサンA_2，ヒスタミン，セロトニンなどの血管作動性物質が大量に放出され，気管支平滑筋の収縮を来し，気管支喘息様の症状を発症させるといったメカニズムが考えられている．

主治医のつぶやき

本症例の当院初診時のキーワードとしては，①喘息の既往があり，喘鳴・呼吸困難が初発症状であったこと，②著明な呼吸不全を来していたこと，③無気肺を呈していたこと，が挙げられる．以上のキーワードから当初は，気管支喘息発作に伴なうmucoid impactionによる閉塞性無気肺の可能性が疑われたが，気管支鏡所見では分泌物による閉塞所見を認めず，われわれの予想は外れた．追加検査でのCT検査で無気肺の内部に気管支透瞭像を認め，血液検査でD-dimerの上昇を認めたことにより肺血栓塞栓症を疑うきっかけとなった．結果として抗凝固療法により無気肺も改善を認めたことから，無気肺の原因は肺血栓塞栓症と考えられた．

肺血栓塞栓症により，画像所見上無気肺の所見が認められるのは20％前後であり，本症例のように一葉全体に及ぶ高度の無気肺を呈した症例の報告は極めて少ないが，高度な呼吸不全と閉塞機転のない無気肺を認めた場合は，肺血栓塞栓症も鑑別の一つとして考慮する必要があると思われた．

気管支喘息の治療に反応しない喘息様症状をみた場合には，肺血栓塞栓症により喘息様の症状が出現することも，日常診療を行ううえで忘れてはいけないだろう．

【文　献】

1) 北村　諭，工藤翔二，石井芳樹，編．呼吸器疾患—state of arts Ver.5（別冊・医学のあゆみ）．東京：医歯薬出版，2007：517-20．
2) Elliott CG, Goldhaber SZ, Visani L, et al. Chest radiographs in acute pulumonary embolism: results from the International Cooperative Pulmonary Embolism Registry. Chest 2000; 118: 33-8.
3) 星　俊子，叶内　哲，加藤晃弘，ほか．肺血栓塞栓症におけるCTの肺野陰影の検討．Ther Res 2004；25：1207-8．
4) 金　良昌，星野　清，水島　豊，ほか．肺血栓塞栓症により気管支喘息様症状を呈したアンチトロンビンIII異常症の1例．日胸疾会誌 1990；28：1511-5．
5) 小牧千人，丹羽　崇，辰岡浩樹，ほか．気管支喘息様症状を呈した肺血栓塞栓症の1例．日呼吸会誌 2011；49：756-9．
6) 日本アレルギー学会喘息ガイドライン専門部会，監修．喘息予防・管理ガイドライン2015．東京：協和企画，2015．

▼症状（発熱，呼吸困難），画像パターン（間質性陰影，非線維化性―すりガラス影主体）

CASE 4 ARDSに対してステロイド治療を開始したところ粟粒影が明確となった粟粒結核の症例

沼田　岳士

症　例

患　者：83歳，女性。
主　訴：発熱，呼吸困難。
既往歴：自己免疫性肝炎（PSL 5 mg/日内服中），腰椎圧迫骨折，発作性心房細動。
生活歴：喫煙；なし。
現病歴：自己免疫性肝炎に対してPSL 5 mg/日で加療されていた。X年4月上旬に腰椎圧迫骨折のためA病院に入院となり，保存的加療を受けていた。21日後より発熱が出現し，X線写真で両肺野に浸潤影が認められた。IPM/CS点滴投与開始されたが，症状は持続し，呼吸困難・低酸素血症が出現してきたため，25日後に当院へ転院となった。
入院時現症：BT 37.0℃と微熱を認めた。Sp_{O_2}はO_2 2 l/min, nasal吸入下で92％であり，低酸素血症を認めた。呼吸音は清で，腰部に疼痛を認めた。
入院時検査所見：血算・生化学ではWBC 4,500/μlであった。Alb 1.9 g/dlと低下しており，CRPは12.38 mg/dlと上昇していた。血液ガス分析では，O_2 2l/min 鼻カニューレ吸入下でpH 7.506, P_{CO_2} 33.2 torr, P_{O_2} 57.4 torrと低酸素血症を認めた。喀痰検査では抗酸菌塗抹，培養，結核菌PCR陰性であった。
入院時画像所見：胸部X線写真（図1）；両側びまん性に淡い浸潤影がみられた。胸部CT（図2a）；両側びまん性にすりガラス状陰影を認め，一部にランダム分布を示す粟粒状陰影を認めた[★1]。
入院後経過：CTで両側性の陰影を認め，明らかな心不全の症状を認めない呼吸不全を認めていたことから急性呼吸窮迫症候群（ARDS）と診断した。ただし，CTではすりガラス状陰影の一部に粟粒状陰影を認めたことから，基礎疾患としての粟粒結核を疑い，当院入院日に気管支鏡を施行した。その結果，気管支肺胞洗浄液で抗酸菌塗抹が陽性であり，イソニアジド（INH）300mg/日，リファンピシン（RFP）450 mg/日，エタンブトール（EB）750 mg/日の3剤併用療法を開始した[★2]。また，急速な呼吸状態の悪化がみられており，ステロイドパルス療法を併用した。後日，気管支肺胞洗浄液での結核菌PCRが陽性と判明し，培養でも結核菌陽性であったと報告を受けた。また，治療開始後に骨髄穿刺も施行し，クロッ

★1　粟粒結核を鑑別に挙げるヒントの一つであった。

★2　気管支肺胞洗浄液で抗酸菌塗抹検査が陰性であっても，抗結核薬は開始する予定であった。

ト中に乾酪性類上皮肉芽腫を認めた。抗結核薬とステロイドパルス療法開始後より、呼吸状態は劇的に改善した。炎症反応が低下するとともに、画像検査においてもすりガラス状陰影は消失し、びまん性に広がる微細な粒状影が鮮明となり、典型的な粟粒結核の像を呈した（図2b）。その後、抗結核薬は継続し、ステロイドは速やかに漸減した。なお、前医に入院するきっかけとなった腰痛に関しては、当院でもMRI撮影したが、脊椎カリエスの所見はなく、加齢とステロイド投与に起因した腰椎圧迫骨折と考えられた。呼吸状態は改善したものの腰痛のため自宅退院は困難であり、リハビリテーション目的に第136病日に他院へ転院となった。

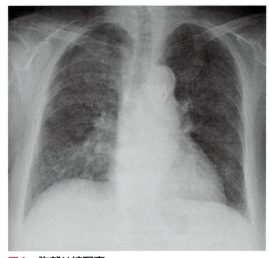

図1 胸部X線写真

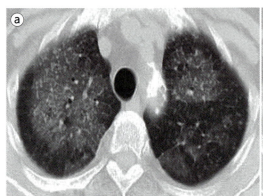 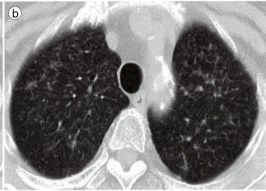

図2 胸部CT
　a. 入院時、b. 治療開始数日後。

SLOGAN

ARDSをみたら、原因疾患を考える

疾患の解説

　粟粒結核とは、血行中の結核菌が肺その他の臓器に播種し、小血管に滲出性または増殖性の結核病巣を形成した状態である。免疫能が低下した状態で発症しやすく、白血病などの血液疾患や悪性腫瘍、人工透析、糖尿病、HIV感染症などの背景疾患がある患者や、副腎皮質ステロイド薬や免疫抑制薬投与中の患者に多い。

病状の進行とともにARDSを併発することもあり，過去の報告ではARDSの原因として粟粒結核の頻度は2％，粟粒結核にARDSを合併する頻度は7％とされている[1]。粟粒結核の画像所見としては，両肺びまん性に均等，ランダムに分布する径1～3 mm大の粒状影が典型的であるが，近年では大小不同の粒状影や不均等分布を示す非典型例が増加している[2]。さらに，ARDSを合併する場合には広範なすりガラス状陰影により，粒状影が不明瞭化することが多く，診断を難しくする[3]。本症例でも，ステロイドパルス療法によるすりガラス状陰影の消退後に粒状影が明瞭となった。

治療に関して，粟粒結核に併発したARDSに対しては，ステロイドパルス療法が有効であったと報告されるものが散見される[4,5]。本症例においても，肺結核症に対してステロイドを使うことに躊躇したものの，入院後速やかに呼吸状態が改善したのは，ステロイドパルス療法の効果が大きいものと考えられた。ただし，『ALI/ARDS診療のためのガイドライン』では，ARDSに対する急性期大量グルココルチノイド療法は，生存率には有用性を認めず，むしろ感染症を悪化させる可能性が示されたという複数の結果を受けて，推奨できないと記載されており[6]，粟粒結核が原因のARDSと，ほかの疾患が原因のARDSとでは，発症機序や病態などが多少異なる可能性が示唆される。一方で，同ガイドラインでは，少量グルココルチノイド療法については，感染の増悪を認めないうえで，死亡率の低下や呼吸状態の改善などの有用性についての報告が記載されており[6]，実際に粟粒結核に合併したARDSに対する低用量ステロイドの有効性を示唆する報告もみられている[7]。このように本病態に対するステロイドの使用については一定の見解は得られていないが，日常診療においてステロイド治療により劇的な改善を示す症例が存在することは経験しており，ガイドラインと経験との差で使用開始に苦悩することもある。この問いに対しては今後も症例の蓄積が必要であろう。

予後に関しては，粟粒結核にARDSを併発した場合の死亡率は89％と非常に不良とされる[8]。また，粟粒結核に合併するARDSでは，高率にDICを合併することが知られており，他疾患のARDSの死亡率34％に比べて極めて予後不良であり[8,9]，早期診断・早期治療が重要である。

主治医のつぶやき

今回ARDSを来した粟粒結核の1例を経験した。粟粒結核にARDSを合併すると，すりガラス陰影により粟粒影が不明瞭になるため診断に苦慮することがある。粟粒結核の特徴的な画像所見は，両側肺にびまん性に広がる粒状影であり，このような場合には鑑別にすぐ挙げられるが，重症のために撮影条件が不良であったり，高齢者や免疫低下症例では非典型画像を示すものが多かったり，本症例のようにARDSを合併したり肺水腫を合併した場合には，浸潤影が粒状影を覆い隠すため，鑑別に挙げられないこともある。一方で重篤で死亡率が高いことが報告されており，早期診断と早期治療が重要な疾患であることはいうまでもない。

ARDSの原因疾患として粟粒結核はまれではあるが，鑑別疾患に挙げるべきであろう．また，喀痰や尿中での結核菌の陽性率は高くないため[1]，状況に応じて気管支鏡や骨髄穿刺，肝生検などの侵襲的検査を追加することが必要になる．

【文　献】

1) Dyer RA, Chappell WA, Potgieter PD. Adult respiratory distress syndrome associated with miliary tuberculosis. Crit Care Med 1985; 13: 12-5.
2) 林　英博，新屋晴孝，道家哲哉，ほか．肺感染症の画像診断：非感染性炎症との鑑別のために：粟粒結節パターン．画像診断 2000；20：428-34.
3) Hong SH, Im JG, Lee JS, et al. Highresolution CT appearance of miliary tuberculosis. J Comput Assist Tomogr 1998; 22: 220-4.
4) 原口京子，坂下博之，宮崎泰成，ほか．急性呼吸窮迫症候群（ARDS）を来たしステロイドが著効した粟粒結核の1例．日胸 1999；58：281-7.
5) 菊池教大，遠藤健夫，八重樫弘，ほか．急性呼吸不全を来した粟粒結核の1例．日胸 2004；63：869-74.
6) 日本呼吸器学会ARDSガイドライン作成委員会，編．ALI/ARDS診療のためのガイドライン，第2版．学研メディカル秀潤社，2010：71-85.
7) 能島大輔，小崎晋司，藤井康裕，ほか．急性呼吸促迫症候群の病態を呈した粟粒結核の1例．日呼吸会誌 2009；47：195-9.
8) Piqueras AR, Marruecos L, Artigas A, et al. Miliary tuberculosis and adult respiratory distress syndrome. Intensive Care Med 1987; 13: 175-82.
9) Dee P, Teja K, Korzeniowski O, et al. Miliary tuberculosis resulting in adult respiratory distress syndrome: a surviving case. AJR Am J Roentgenol 1980; 134: 569-72.

▼症状（胸痛，呼吸困難），画像パターン（肺胞性陰影）

CASE 5
抗凝固療法が効果なく症状が進行し，PCPSを導入して救命したが，その後多彩な合併症が出現した肺血栓塞栓症の症例

箭内　英俊

症　例

患　者：19歳，女性。
主　訴：胸痛，呼吸困難。
家族歴：特記事項なし。
既往歴：特記事項なし。
生活歴：喫煙歴なし。吸入歴なし。
現病歴：X年1月下旬に胸痛，呼吸困難が出現し，3日後の未明に血痰が出現したため近医を受診した。胸部X線写真で異常陰影を指摘され，同日当院へ紹介入院となった。
入院時現症：体温38.2℃，SpO_2 95％（室内気），血圧104/65 mmHg，脈拍120回/分・整，意識は清明。呼吸音は両下肺野でわずかにcoarse cracklesを聴取した。心音整。右下腿腫脹あり。顔面や体幹，上肢に皮疹なし。
入院時検査所見：WBC 18,100/mm^3，CRP 16.97 mg/dlと炎症所見を認めた。凝固系ではAPTT 47.0秒と延長し，D-dimer 235.0μg/mlと高値を示した。生化学所見は特記事項なし。抗核抗体は40倍であったが，抗SS-A抗体256倍以上と陽性であり，ループスアンチコアグラントが1.48と陽性[★1]であった。入院時の血液ガス分析ではpH 7.508，PaO_2 54.3 mmHg，$PaCO_2$ 35.3 mmHgと低酸素血症を認めた。心電図は洞性頻脈であった。心臓超音波検査では推定右室圧が31 mmHgと右心負荷所見を認めた。
入院時画像所見：胸部X線写真（図a）では両下肺野に浸潤影を認めた。CTでは両肺動脈主管部が血栓でほぼ閉塞しており，膝窩静脈に血栓および拡張を認め，深部静脈血栓症と診断した（図b～d）。肺血流シンチグラムでは，右肺は楔状の血流欠損像を認め，左肺は広範囲に血流欠損像を認めた（図e）。
入院後経過：呼吸困難，低酸素血症があり，D-dimer高値，右心負荷所見を認め，さらに肺血流シンチグラムで血流欠損像を認めたことから肺血栓塞栓症と診断し，入院後ただちにヘパリンによる抗凝固療法を開始した。同時に血栓塞栓を来す膠原病あるいは感染症などの存在も疑われたため，ステロイドおよび抗菌薬の投与も開始した。入院当初は呼吸や循環動態は安定していたが，入院後第3病日

★1　診断基準は満たさなかったが，抗リン脂質抗体症候群などの自己免疫疾患が基礎にあることが示唆された。

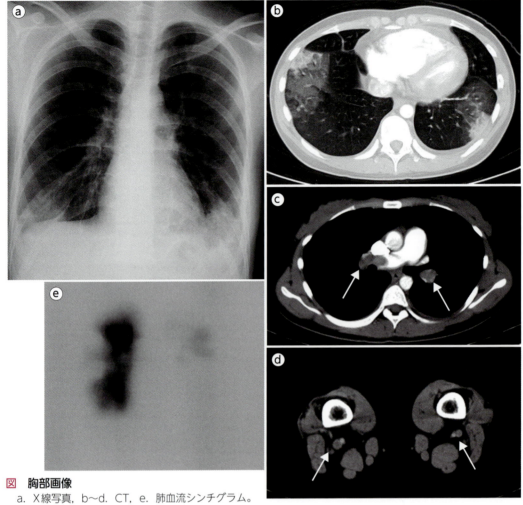

図 胸部画像
a. X線写真,b〜d. CT,e. 肺血流シンチグラム。

にトイレに移動した際に呼吸状態が急速に悪化し[★2]，人工呼吸器管理を要した。人工呼吸器管理後に一時は呼吸状態や循環動態は落ち着いたが，第4病日夜にはさらにSp_{O_2}が低下し，循環動態も不安定となったため，緊急でPCPS*を導入した。抗凝固療法を行っていたにもかかわらず，病状が悪化したため，出血のリスクはあるものの血栓溶解療法が必要と考えられ，モンテプラーゼの投与を行った。その後PCPS管理を行いつつ抗凝固療法を継続し，呼吸や循環動態は徐々に安定したため，第9病日にPCPSから離脱した。PCPSから離脱後に再度血栓閉塞を認めたためモンテプラーゼを投与し，下大静脈フィルターを留置した。経過中に右上葉および左肺に無気肺を認めたが，エアブロンコグラムを認めたため，閉塞性無気肺ではなく肺血栓塞栓症に伴う癒着性無気肺と考えられた。その後は呼吸や循環動態はようやく安定したものの，肺梗塞に気胸，さらには難治性膿胸などを併発した。しかし持続的胸腔ドレナージを行いつつ抗菌薬投与を継続し，治療に難渋したが，全身状態の改善とともに気胸や膿胸も徐々に改善を認め，第50病日に人工呼吸器より離脱し，リハビリテーションを経て第187病日に独歩にて退院と

[★2] 体動時に下肢の静脈血栓が肺動脈へ流れていく危険があり，安静を保つべきであった。
* percutaneous cardiopulmonary support（経皮的心肺補助法）

なった。

SLOGAN: 急性肺血栓塞栓症は重症度に応じて適切な対応が必要

疾患の解説

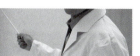

　急性肺血栓塞栓症の臨床重症度は血行動態と右心負荷の有無により分類される（表）[1]。本症例は当初は亜広範型の状態であり，血行動態は保たれていたため，ヘパリンによる抗凝固療法での治療を開始した。低血圧を伴う広範型には血栓溶解療法が選択されるが，血行動態が保たれていても，リスクの高い患者では出血の危険性が低ければ血栓溶解療法が勧められる[2]。重篤化し得る危険因子としては著しい呼吸困難や低酸素血症，トロポニンの上昇，心エコーでの右心機能低下，胸部CTでの右室拡大などがある[1]。本症例のように亜広範型の状態であっても，その後病状が悪化し循環虚脱に陥り，PCPSを要する症例が存在するため，抗凝固療法を開始したあとも呼吸状態や循環動態をよく観察し，危険因子がみられた際には出血のリスクを評価したうえで血栓溶解療法を検討する必要がある。

　肺血栓塞栓症におけるPCPSの適応は，①心肺停止で発症し心肺蘇生が困難な例，②酸素療法や薬物療法によっても低酸素血症や低血圧が進行し，呼吸循環不全を安定化できない例である[1]。PCPSには循環動態を保ちつつ酸素濃度を維持，特に脳などの主要臓器への血流を保ち生命を維持するという血栓治療が奏功するまでの bridge use としての役割がある。急性広範型肺塞栓症においては右室負荷と拡張から右室収縮能の低下を来し，心拍出量および血液内酸素濃度低下を招き，

表　急性肺血栓塞栓症の臨床重症度分類

	血行動態	心エコー上 右心負荷
Cardiac arrest Collapse	心停止あるいは循環虚脱	あり
Massive （広範型）	不安定 ショックあるいは低血圧 （定義：新たに出現した不整脈，脱水，敗血症によらず，15分以上継続する収縮期血圧＜90mmHgあるいは≧40mmHgの血圧低下）	あり
Submassive （亜広範型）	安定	あり
Non-massive （非広範型）	安定	なし

（文献1）より改変引用）

冠動脈血流低下から右室の虚血が進行し右心不全がさらに悪化するという悪循環が存在する[3]が，PCPS導入により悪循環を是正して心機能を保護する可能性も示唆されており[4]，循環虚脱に陥る前の積極的な導入も考慮される。

広範型肺血栓塞栓症に対する治療は，血栓溶解療法やカテーテル治療，外科的血栓摘除が考慮されるが，PCPSを使用した肺血栓塞栓症においては，いずれの方法でも死亡へのリスクに差がないとされる[5]。本症例では患者の状態や当施設の状況から外科的治療やカテーテル治療は選択できず，またそれらを行える施設に移送することも不可能な状態であったため，PCPSを用いつつ血栓溶解療法を行うことで救命し得た。

本症例は肺血栓塞栓症に難治性の気胸，膿胸を合併して治療に難渋した。塞栓部が梗塞に陥り，気胸となったと考えられるが，梗塞が胸膜を巻き込むような形で肺末梢の壊死を引き起こし，それがなんらかの誘因で破綻を来し，気胸を発症すると考えられている[6]。難治性の気胸に対して長期の持続的胸腔ドレナージを要したことが膿胸を合併する要因となり，さらに肺瘻の存在により膿胸が難治化したと考えられた。

主治医のつぶやき

本症例は肺血栓塞栓と診断し抗凝固療法を開始したものの，病状が悪化し，PCPSを導入して血栓溶解療法を行い，かろうじて救命し得ることができた症例である。急性期の循環虚脱状態から脱し，呼吸状態が安定したあとも，難治性の気胸や膿胸を合併し，何度も生命の危機にさらされる場面に遭遇したが，粘り強く治療を継続することにより，社会復帰できるまでに回復することができ，たいへん印象深い症例であった。

本症例において抗凝固療法を開始したにもかかわらず病状が進行した原因として，歩行したことをきっかけに急速に呼吸状態が悪化しており，下肢の深部静脈血栓が歩行した際に肺動脈へ流れていき，肺動脈を閉塞した可能性が推察される。下大静脈フィルターの留置については，骨盤腔内静脈・下大静脈領域の静脈血栓症，近位部の大きな浮遊静脈血栓症，血栓溶解療法や血栓摘除を行う重症な肺血栓塞栓症などが適応とされ[1]，静脈血栓症の状態を早急に把握し，フィルターの適応を検討する必要がある。

循環動態が不安定な急性肺血栓塞栓症においてはカテーテル治療や外科的血栓摘除術も考慮される。しかし，これらの治療は専門施設でのみ行える治療であり，しかも適応となる状態のときには移送することも難しい状態となっていることもあり得る。循環動態が安定していても，呼吸困難や低酸素血症，トロポニンの上昇，心エコーでの右心機能低下，胸部CTでの右室拡大などの重篤化する危険因子が認められた場合には，専門施設へ移送することを考慮することも必要である。

本症例は循環虚脱に陥った際にただちにPCPSを導入できたことが，脳への障害を残さず独歩にて退院できた要因の一つと考えられた。本症例のように比較的

循環動態が安定している肺血栓塞栓症においても，急激に病状が悪化する可能性があるため，機会を逸することなくPCPSを導入できるよう準備しておくことが必要であると思われた．

【文　献】

1) 肺血栓塞栓症および深部静脈血栓症の診断，予防に関するガイドライン，2009年度改訂版．Circ J 2004；68（Suppl IV）：1135-52．
2) Kaeron C, Kahn SR, Agnelli G, et al. Antithrombotic therapy for venous thromboembolic disease: American College of Chest Physicians Evidence-based Clinical Practice Guidelines （8th Edition）. Chest 2008; 133: 454S-545S.
3) Tayama E, Ouchida M, Teshima H, et al. Treatment of acute massive/submassive pulmonary embolism. Circ J 2002; 66: 479-83.
4) 田邉晴山，小川太志，久志本成樹，ほか．急性肺動脈血栓塞栓症による心停止に対してPCPSを導入し救命しえた1例：突然の循環虚脱に備えて．Ther Res 2007；28：375-9．
5) Sakuma M, Nakamura M, Yamada N, et al. Percutaneous cardiopulmonary support for the treatment of acute pulmonary embolism: summarized review of the literature in Japan including our own experience. Ann Vasc Dis 2009; 2: 7-16.
6) 西辻　雅，中村裕行，斎藤勝彦，ほか．血痰，気胸の原因として肺梗塞，肺血管炎が疑われたSLEの1例．日呼吸会誌 1998；36：71-6．

▼症状（発熱），画像パターン（多発性結節性陰影，空洞性陰影）

CASE 6 多発性筋炎に対してステロイド治療中に急速な経過で多発性空洞病変を形成し，多量排菌を来した肺結核の症例

箭内　英俊

症　例

患　者：76歳，女性。
主　訴：手指腫脹，関節痛。
家族歴：特記事項なし。
既往歴：55歳；急性肝炎（詳細不明，B型/C型肝炎ウイルス陰性）。
生活歴：喫煙15本/日×35年，55歳で禁煙。吸入歴なし。
現病歴：数カ月前より両手指の腫脹を認めていた。背部，上腕の疼痛があり，両手指の腫脹や，関節痛など認められ当院内科を紹介受診した。胸部X線写真で両肺野に網状影が認められ，CTで両肺野にすりガラス状陰影が認められ，間質性肺炎の疑いで当科を紹介され入院となった。
入院時現症：体温36.3℃，SpO_2 96％（室内気）。両手指は浮腫状に腫脹，レイノー症状あり，皮疹なし，両肩および膝関節痛あり，呼吸音清，下腿浮腫なし。
入院時検査所見：AST 79 U/l, ALT 82 U/l, LDH 487 U/l, CK 1,256 U/l, アルドラーゼ53.5 U/l と高値であった。抗核抗体は640倍（discrete, cytoplasm），抗セントロメア抗体が182 index と陽性であった。ほかの自己抗体は陰性であった。KL-6は1,100 U/l と高値であった。
入院時画像所見（図1）：胸部X線写真では両下肺野に淡い網状影を認めた。CTでは両下葉中心にすりガラス状陰影を認め，気管支血管束に沿った陰影を認め非特異性間質性肺炎（NSIP）パターンと考えられた。
筋電図所見：低電位，低振幅波の筋原性変化を認めた。
筋生検：左上腕二頭筋を生検した。筋の大小不同，萎縮を認め，壊死線維および内鞘への細胞浸潤があり，筋炎の所見と考えられた。
入院後経過：第3病日に気管支鏡検査を施行し，気管支肺胞洗浄液中のリンパ球数の増加を認めた。気管支肺胞洗浄液での抗酸菌塗抹，培養検査および結核菌PCR検査はいずれも陰性であった。四肢近位筋の筋力低下，筋原性酵素の上昇，筋電図所見，筋病理組織所見より多発性筋炎と診断した。また，手指の浮腫や抗セントロメア抗体が陽性であることから強皮症のoverlapも示唆されたが，強皮症の診断基準は満たさなかった。間質性肺炎はこれらの膠原病の肺病変と考えられ

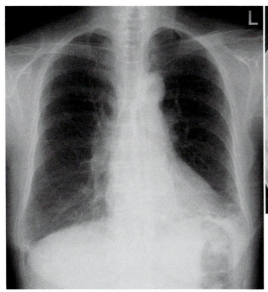
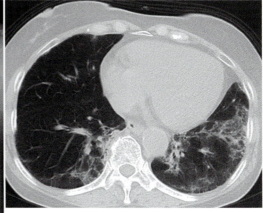

図1　胸部単純X線写真および胸部単純CT

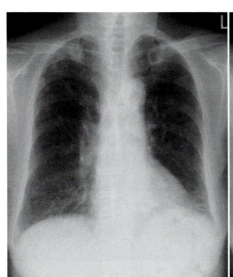
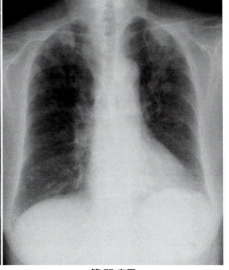

第50病日　　　　　　　　　　　　第77病日

図2　画像所見経過

た。筋炎症状が主体であり，プレドニゾロン60 mg/日での治療を第11病日より開始した。ステロイド開始後に関節痛や手指の腫脹は軽快を認めた。CKやアルドラーゼの高値は遷延したものの，ステロイド治療を継続し徐々に改善傾向を認めたため，その後はステロイドを漸減した。第50病日の胸部X線写真（図2）で両肺尖部に空洞が出現し，第57病日では空洞の拡大を認めた（図3）。第59病日に発熱を認め，胸部X線写真ではさらに新たな空洞が出現した。この時点での喀痰抗酸菌塗抹，培養，結核菌PCR検査はいずれも陰性であった★1。画像所見の経過から敗血症性肺塞栓症と考え抗菌薬治療を開始し，一時は発熱の改善を認めたものの画像所見は改善に乏しく（図2）★2，第85病日の喀痰抗酸菌塗抹検査でGaffky 7号であり，結核菌PCR検査が陽性であったため，肺結核の診断で結核専

★1 画像所見および経過からSPEを疑ったが，気管支鏡検査を施行すべきであった。
★2 抗菌薬の効果が乏しいため，細菌以外の病原体の感染を疑い喀痰検査を繰り返すなど，さらなる精査をするべきであった。

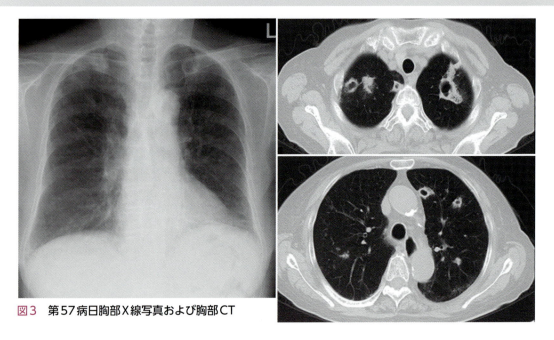

図3　第57病日胸部X線写真および胸部CT

門病院へ転院となった。

SLOGAN

免疫抑制状態においては非典型的経過の結核に注意

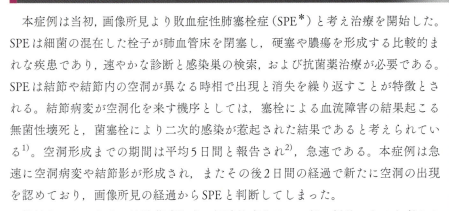

疾患の解説

　本症例は当初，画像所見より敗血症性肺塞栓症（SPE*）と考え治療を開始した。SPEは細菌の混在した栓子が肺血管床を閉塞し，硬塞や膿瘍を形成する比較的まれな疾患であり，速やかな診断と感染巣の検索，および抗菌薬治療が必要である。SPEは結節や結節内の空洞が異なる時相で出現と消失を繰り返すことが特徴とされる。結節病変が空洞化を来す機序としては，塞栓による血流障害の結果起こる無菌性壊死と，菌塞栓により二次的感染が惹起された結果であると考えられている[1]。空洞形成までの期間は平均5日間と報告され[2]，急速である。本症例は急速に空洞病変や結節影が形成され，またその後2日間の経過で新たに空洞の出現を認めており，画像所見の経過からSPEと判断してしまった。

　結核をはじめとする抗酸菌感染症の経時的変化は，一般に緩徐であると考えられており，結核の空洞生成実験においても40〜60日で定型的空洞が認められることが多いとされる[3]。ステロイド投与例においては2〜3週間の間にX線写真上で広範に結核病巣が進展した例が認められるとの報告もみられるが[4]，まれな経

* SPE：septic pulmonary embolism（敗血症性肺塞栓症）

過である。本症例は約2週間の経過で空洞が形成されており，かなり急速な経過で肺結核を発症したといえる。免疫抑制患者と基礎疾患のない患者との肺結核の画像所見を比較すると，免疫抑制患者においては結節状陰影を呈する頻度が少なく，コンソリデーションを呈する頻度が高く，また多発空洞を呈する頻度が高いとされる。多発空洞はコンソリデーションの内部に認められ不規則な形を呈することが特徴である[5]。免疫抑制患者においては典型的な肺結核の画像所見を呈さないこともあり，本症例でも結核としては非典型的な画像所見や経過を呈したことが，診断が遅れた要因の一つと考えられた。

免疫抑制作用のある薬物を使用している患者で結核発病のリスク要因をもった者においては，潜在性結核感染症（LTBI）としてイソニアジドによる治療が推奨される[6]。本症例は76歳と高齢であり，高用量のステロイドを長期間継続していたため，LTBIとしてイソニアジドを投与することが必要であった。

主治医のつぶやき

本症例は約2週間という短期間での経過で空洞が形成され，その後に結節内に新たな空洞の出現を認めており，画像所見の経過からSPEと考え抗菌薬治療を継続していた。しかし抗菌薬治療で改善せず，結果的に多量に排菌した状況で肺結核を診断するに至った。肺結核は本症例のように急速な経過で発症するはずがないという先入観に筆者はとらわれてしまっていた。その先入観により肺結核を除外してしまいSPEの診断に固執してしまったことが，診断が遅れた原因であった。1回の喀痰検査では肺結核の否定はできないため，喀痰塗抹検査を複数回施行する，あるいは気管支鏡での生検や細菌学的検査を積極的に行うことが必要である。また，肺結核はさまざまな画像所見をとることがあり，さらに免疫抑制状態においては典型的画像所見をとらない例も多いことを，常に念頭に置く必要がある。

ステロイド投与など免疫抑制状態にある患者においては，常に結核発病の可能性を念頭に置く必要があり，LTBIとして適切な治療を行う必要がある。また本症例は4人床に入院中であり，空洞を発見した時点で個室へ移動するなど，院内感染対策を十分に行うことも必要であった。

【文 献】

1) 宮木順也，相馬慎也，成宮賢行，ほか．尿路感染症が原因と考えられ，急速に空洞性病変を形成した敗血症性肺塞栓症の1例．日呼吸会誌 2006；44：879-84.
2) Libby LS, King TE, LaForce FM, et al. Pulmonary cavitation following pulmonary infarction. Medicine (Baltimore) 1985; 64: 342-8.
3) 上田真太郎．空洞形成に伴う肺病変の推移に関する実験的研究．結核 1962；37：695-707.
4) 武藤 真，桜井信男，山本孝吉，ほか．副腎皮質ステロイド薬治療に伴い発症した肺結核症の臨床的検討．結核 1985；60：421-8.
5) Ikezoe, Takeuchi N, Johkoh T, et al. CT Appearance of pulmonary tuberculosis in diabetic and immunocompromised patients: comparison with patients who had no underlying disease. AJR Am J Roentgenol 1992; 159:

1175-9.
6) 日本結核病学会予防委員会. さらに積極的な化学予防の実施について. 結核 2004；79：747-8.

▼症状（羞明，咳嗽），画像パターン（結節性陰影）

CASE 7 全身性のサルコイド反応を合併し，病期診断に苦慮した肺癌の症例

箭内　英俊

症　例

患　者：76歳，女性。
主　訴：羞明，咳嗽。
家族歴：特記事項なし。
既往歴：高血圧症，57歳；大腸癌，67歳；左乳癌。
生活歴：喫煙歴なし，吸入歴なし。
現病歴：X年4月に羞明が出現し，咳嗽も持続していた。8月に当院眼科を受診し，ぶどう膜炎が認められ眼サルコイドーシスが疑われた。胸部X線写真で右下肺野に腫瘤影を指摘され，呼吸器科を紹介受診し，精査目的に入院となった。
入院時現症：体温36.6℃，血圧106/62 mmHg，脈拍84回/分・整，Sp_{O_2} 97％（室内気）。身体所見上で特記すべき事項なし。表在リンパ節は触知せず。明らかな皮疹なし。
入院時検査所見：血算，生化学所見に異常なし。腫瘍マーカーはSLXがわずかに基準値を超えるのみで，その他の肺癌関連の腫瘍マーカーは基準範囲内であった。ACEは11.2 IU/lと基準範囲内であった。
入院時画像所見（図1）：胸部X線写真では右下肺野に約3.5 cm大の腫瘤影を認めた。胸部CTでは右下葉S^{10}に約3.5 cm大の辺縁不整な腫瘤を認め，右肺門リンパ節，縦隔リンパ節腫大を認めた。Gaシンチグラムでは縦隔リンパ節や眼への集積を認めた。耳下腺や肺野への集積はごくわずかであった（図1）★1。
心電図所見：異常所見なし。
経　過：右下葉の腫瘤に対し経気管支肺生検を施行しadenocarcinomaと診断した。CTで右肺門リンパ節および縦隔リンパ節の腫大を認めたが，ぶどう膜炎を認めていたことより，肺癌のリンパ節転移ではなくサルコイドーシスの病変である可能性も考えられた。CTやFDG-PETなどの画像診断では両者の鑑別は困難であるため，過剰診断により肺癌の治療機会を逸する危険を避けるため手術を選択し，右下葉切除術およびリンパ節郭清を施行した。病理組織では肉眼的に右S^{10}に3.5 cm大の灰白色充実性腫瘍を認めた（図2a）。顕微鏡所見では腺管状や乳頭状の構造をとる腫瘍細胞を認め腺癌と診断した（図2b）。周囲の肺組織に非乾酪性類上皮

★1　Gaシンチグラムは手術後に施行されたため，腫瘍への集積は不明である。

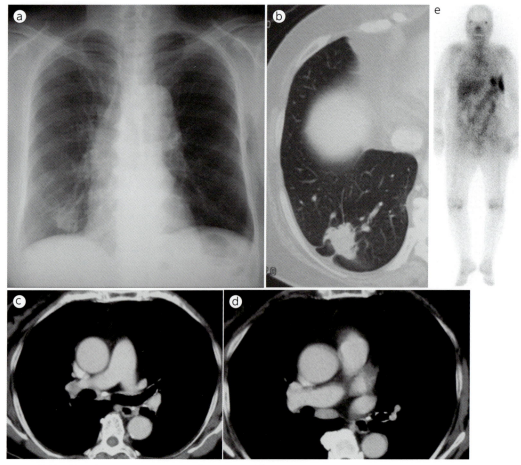

図1 胸部X線写真(a)/CT(b〜d)およびGaシンチグラム(e)

肉芽腫の形成を認めた（図2c）。リンパ節には癌の転移は認められず，非乾酪性類上皮肉芽腫を認めた（図2d）。壁側胸膜に1か所結節を認め切除したが，肉芽腫（図2e）の中にわずかに腫瘍細胞（図2f）を認め胸膜播種と考えられた★2。病理診断でリンパ節転移は認められなかったものの胸膜播種ありと判断されたため，術後に化学療法を施行した。手術後にぶどう膜炎は改善が認められた。

★2 胸膜播種の腫瘍細胞の周囲を類上皮肉芽腫が取り囲むように形成しており，腫瘍に反応して類上皮肉芽腫が形成している可能性が示唆された。

SLOGAN

肺癌におけるリンパ節腫大の評価は慎重に

疾患の解説

悪性腫瘍などの疾患に対し，その罹患臓器の局所リンパ節にサルコイドーシス

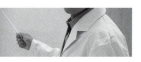

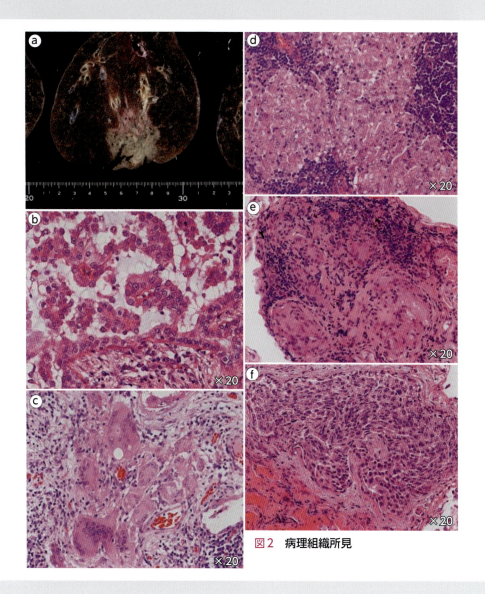

図2　病理組織所見

と同様の非乾酪性類上皮肉芽腫を形成する反応をサルコイド反応と呼ぶ。サルコイド反応の原因疾患としては悪性腫瘍のほか，真菌，トキソプラズマなどの感染症，ベリリウム，花粉，化学療法などが知られている[1]。悪性腫瘍に合併したサルコイド反応の機序は不明な部分も多いが，腫瘍細胞からなんらかの因子が所属リンパ節に流れ，肉芽腫を形成すると考えられている[2]。また，サルコイド反応は生体の腫瘍に対する抵抗を示す組織反応であり，さらにサルコイド反応は腫瘍免疫と関連して良好な予後を示す因子の一つとする説もある[3,4]。

　肺癌にサルコイド反応が合併した場合，リンパ節腫大が肺癌のリンパ節転移かサルコイド反応かを鑑別することは，治療方針を選択するうえで非常に重要であるが，CT所見での両者の鑑別は困難である。FDG-PETは悪性腫瘍の転移検索に有用であるが，サルコイド病変にもFDGの集積を認める[5]ことから，FDG-PETで悪性腫瘍の転移かサルコイド反応かを鑑別することも困難である。このように

画像所見だけでは鑑別が困難なことから，確定診断のためには積極的な組織診断が必要と考えられる．本症例では肺癌にリンパ節腫大を伴っていたが，ぶどう膜炎の存在からサルコイドーシスが疑われたため，リンパ節腫大が転移ではなくサルコイドーシスの病変である可能性が考えられた．画像所見での鑑別は困難であるため，肺癌の病期を過剰診断して根治切除ができる機会を逸してしまう危険を避けるため手術を選択した．近年では超音波気管支鏡ガイド下針生検（EBUS-TBNA*）でのリンパ節評価が有用であったという報告もでてきており[6]，胸腔鏡下生検や縦隔鏡よりも低侵襲で行えるため，リンパ節転移かサルコイド病変かの鑑別にEBUS-TBNAが有用であると考えられる．

　サルコイド反応の多くは所属リンパ節にとどまるが，本例では肺癌治療後にぶどう膜炎が軽快しており，ぶどう膜炎もサルコイド反応の一つと考えられた．つまり傍腫瘍症候群としてサルコイドーシス様の病態を合併したとも捉えられる．Cohenらは腫瘍の発見より1年以内に発症したサルコイドーシスをparaneoplastic sarcoidosisと定義している[7]．paraneoplastic sarcoidosisが引き起こされる腫瘍としては，ホジキン病，非ホジキンリンパ腫，白血病などの報告があるが，固形癌に関してはまれである[7]．まれな病態ではあるが，本症例のように傍腫瘍症候群として全身性のサルコイド反応が惹起される例も存在する．

* EBUS-TBNA：endobronchial ultrasound-guided transbronchial needle aspiration（超音波気管支鏡ガイド下針生検）

主治医のつぶやき

　肺癌に対する免疫反応としてサルコイド反応を伴うことがあるが，その場合はリンパ節腫大が肺癌のリンパ節転移かサルコイド反応かの鑑別は非常に困難であり，肺癌の治療選択に苦慮する．画像検査ではリンパ節の評価は困難であり，組織診断を行う必要がある．近年ではEBUS-TBNAが広く行われ，胸腔鏡や縦隔鏡よりも低侵襲でリンパ節の評価を行うことができるようになってきており，EBUS-TBNAによる積極的に組織学的な評価を行うことにより，肺癌に対する根治的治療の機会を逸することがないようにすることが必要である．

　サルコイド反応とサルコイドーシスとの鑑別は組織学的に困難であり，血清ACE値や気管支肺胞洗浄所見，眼病変や皮膚病変など他臓器病変の有無など，総合的な臨床所見から判断する必要がある．本症例はぶどう膜炎が存在したが肺癌の手術後に軽快しており，肺癌に全身性のサルコイド反応としてぶどう膜炎が合併したまれな例であったと考える．

　肺癌とサルコイド反応が合併する例においてさらに注意すべき点は，肺野に結節性病変を認め肺癌が疑われ，経気管支肺生検などを施行した際に，肉芽腫病変のみを採取し，癌を見逃してしまう可能性がある点である．生検組織では一部分の所見しか得られないため，肺癌にサルコイド反応が合併している場合，サルコイド反応の陰に癌が隠れている可能性がある．画像所見で悪性腫瘍が疑われる場合は，生検所見で類上皮肉芽腫のみが認められていても慎重な観察が必要である．

【文　献】

1) 奥村典仁, 寺町政美, 岡田賢二, ほか. 腫瘍内および局所リンパ節内にサルコイド反応を認めた肺癌の1症例. 日胸疾会誌 1987；25：360-4.
2) 坂上慎二, 尾島裕和, 秋田弘俊, ほか. 自己免疫疾患の検索中に発見された肺腺癌にサルコイド反応を伴った1症例. 日呼吸会誌 1999；37：204-8.
3) 青木　薫, 吉村邦彦, 帆足茂久, ほか. 腫瘍組織内にサルコイド様反応を認めた原発性肺腺癌の1例. 日胸疾会誌 1997；35：466-70.
4) Mayer EM, Grundmann E. Lymph node reactions to cancer. Klin Wochenschr 1982; 60: 1329-38.
5) Teirstein AS, Machac J, Almeida O, et al. Results of 188 whole-body fluorodeoxyglucose positron emission tomography scans in 137 patients with sarcoidosis. Chest 2007; 132: 1949-53.
6) 長山美貴恵, 清家正博, 國保成暁, ほか. 治療方針決定にEBUS-TBNAが有用であったサルコイドーシス合併肺腺癌の1例. 気管支学 2014；36：239-43.
7) Cohen PR, Kurzrock R. Sarcoidosis and malignancy. Clin Dermatol 2007; 25: 326-33.

▼症状（発熱），画像パターン（多発性結節影，遊走）

CASE 8
移動する肺結節影が先行したリンパ腫様肉芽腫の症例

遠藤　健夫

症　例

患　者：78歳，男性。
主　訴：胸部異常陰影の精査。
家族歴：特記事項なし。
既往歴：50歳；胃潰瘍。60歳；高血圧。72歳；気管支喘息。
生活歴：喫煙20本/日×50年，72歳で禁煙。機会飲酒。
現病歴：気管支喘息で外来通院中。X－5年8月の健診で右中肺野に径1cmの結節影を指摘されたが，自然に縮小。X－2年9月に定期の胸部X線写真検査で左中肺野に径2cmの結節影が出現したが，再び自然縮小（図1）★1。X－1年11月の健診で左上肺野に径5cmの腫瘤影を指摘され，肺癌の疑いで精査目的にX年2月入院となった。喘息の病状は安定しており，経過中全身性ステロイド薬の投与はなかった。
入院時現症：特記すべき所見なし。
入院時検査所見：CRP 3.2 mg/dl，sIL-2 695 U/mlと軽度の上昇を認めたが，末梢血白血球数，肺癌に関連する腫瘍マーカー，ANCAは正常であった。
入院時画像所見（図2）：左上葉に径5cmの境界不鮮明な腫瘤影を認めた。なお，肺門・縦隔リンパ節腫脹は明らかでなかった。また，脾臓に結節影を認めた★2。
入院後経過：入院翌日に気管支鏡検査を施行した。経気管支肺生検は壊死組織であり確定診断には至らなかった。その後，発熱，喀痰が出現し，胸部X線写真で左上葉の腫瘤影内部の空洞化，WBC 12,600/μl，CRP 14.8 mg/dlと炎症反応の上昇が認められたため，感染の併発と考え抗菌薬の投与を開始した。症状および炎症所見の改善が得られた第23病日に再度施行した気管支鏡検査でも確定診断は得られなかった★3。肺癌を疑って確定診断目的で第35病日に左上葉およびS⁶区域切除術が施行された。肉眼所見は左S^{1+2}に径5cm大の境界比較的明瞭な空洞形成性腫瘤で一部葉間を超えてS^6に直接浸潤していた。病理組織学的所見（図3）は異型大型リンパ球と多数のマクロファージ系とみなされる肉芽腫様の細胞浸潤が認められた（図3a）。異型大型リンパ球は疎に分布しており，CD20（図3b）およびEBV-encoded small RNA（EBER）陽性（図3c）であった。さらに，多数の反

★1 画像所見および経過からCOPを疑った。BAL，TBLBを施行すべきであった。

★2 画像所見より原発性肺癌および脾臓転移を強く疑った。

★3 PETを施行するのも一つの方法であった。

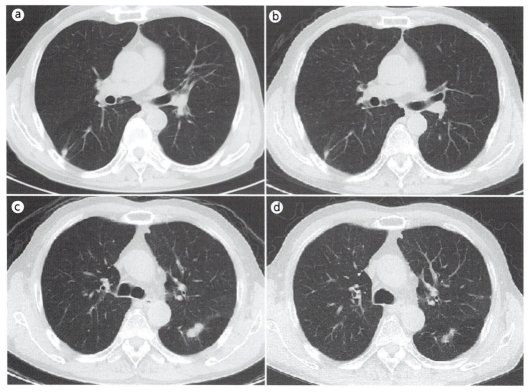

図1 胸部CT
a. X−5年8月 b. X−5年12月 c. X−2年10月 d. X−2年11月。

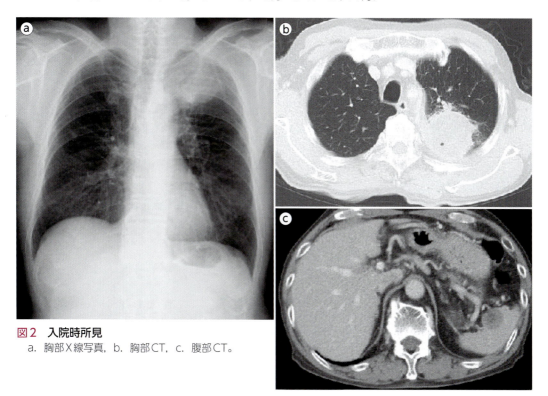

図2 入院時所見
a. 胸部X線写真，b. 胸部CT，c. 腹部CT。

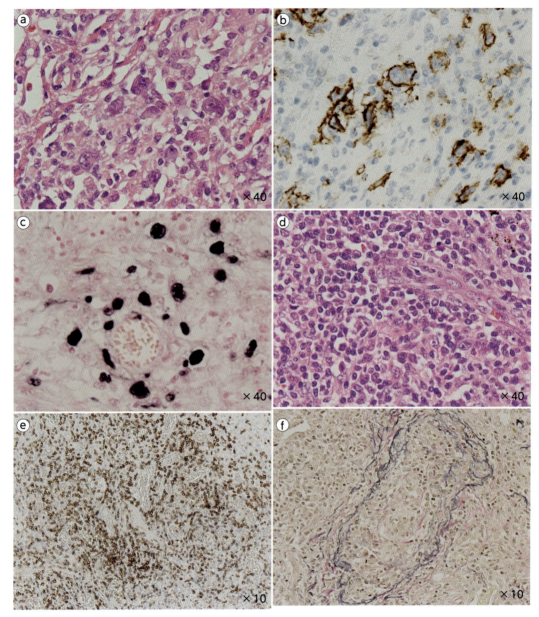

図3　病理組織所見
　a．HE染色，b．免疫染色，c．in situ hybridization，d．HE染色，e．免疫染色，f．Elastica van Gieson染色。

応性小リンパ球が浸潤しており（図3d），その大部分がCD3陽性（図3e）であった。特徴的なことにリンパ球は血管内へ浸潤しており，その結果中心壊死が明瞭であった（図3f）。以上の所見より血液リンパ系腫瘍WHO分類（2008）[1]に基づきEBV関連B細胞性リンパ増殖性疾患であるリンパ腫様肉芽腫症（LYG*）grade Ⅱと診断した。また，#5・11・12の縦隔リンパ節にも同様の所見が認められた。以後，血液内科にてリツキシマブ，VP-16，プレドニゾロンによる化学療法が施行され病状の改善が得られたが，約11カ月後に再発し，同年3月に永眠された。なお，剖検の承諾は得られなかった。

＊　LYG：lymphomatoid granulomatosis（リンパ腫様肉芽腫症）

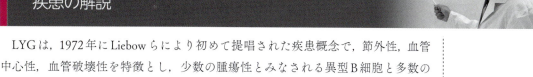

自然消退しても，あまくみるな

疾患の解説

　LYGは，1972年にLiebowらにより初めて提唱された疾患概念で，節外性，血管中心性，血管破壊性を特徴とし，少数の腫瘍性とみなされる異型B細胞と多数の反応性T細胞とマクロファージが浸潤するリンパ増殖性疾患である[2]。また，LYGからEBV陽性のびまん性大細胞型B細胞性リンパ腫へ移行する症例が多く[3]，現在では悪性リンパ腫とoverlapした疾患と捉えられている[4]。その発症にEBVが重要な役割を果たすことが明らかとなり，EBVの局在が異型大型B細胞に一致することやEBV陽性細胞数と組織学的なgradeが相関することが示されている[5)6]。

　本症は40〜60代の男性に多く，発熱，倦怠感，体重減少などの全身症状や咳嗽，呼吸困難，胸痛などの呼吸器症状を呈することが多く，無症状のものはまれである[7]。病変の好発部位は肺，皮膚，中枢神経，腎の順に多く，リンパ節や脾臓に発生することはまれとされている[8]。しかし，本症例においては，自覚症状はなく健診で発見されたこと，肺以外に縦隔リンパ節や脾臓に病変が認められたことが典型例とは異なる。

　本症の画像所見は，両肺中下肺優位に境界不明瞭な多発結節陰影，気管支血管束や小葉間隔壁に沿った陰影を認めることが多い[9]。結節が大きくなると内部に壊死を来し空洞を伴うこともある[10]。また，結節影以外にすりガラス影，薄壁の小囊胞を呈した報告もある[10)11]。さらに，陰影が消失および出現（wax and wane）し，あたかも陰影が移動しているかのような所見も特徴的とされている[5)12]。また，近年PETにおいて強いFDGの集積を示すことが報告されている[13]。鑑別診断として多発血管炎性肉芽腫症（ウェゲナー肉芽腫症），肺リンパ腫，肺癌，サルコイドーシス，COPなどの疾患が挙げられる。確定診断は，病理組織所見による。経気管支鏡下肺生検での診断率は15％と低いため胸腔鏡下または開胸肺生検を要することが多い[7]。

　本症の予後はさまざまであり，14〜27％は自然軽快するとの報告もあるが，異型細胞の多いgradeⅡ〜Ⅲでは予後不良な経過をたどり，生存期間中央値は14ヵ月，5年生存率は約20％と報告されている[7)8)14]。gradeⅢに関しては積極的な多剤併用化学療法が推奨されているが，いまだ確立された治療法はない。近年，EBVとの関連からインターフェロンα-2b[15]やB細胞性リンパ増殖性疾患としての観点からリツキシマブ[16]の有効性を示す報告がなされている。

主治医のつぶやき

　胸部X線写真で陰影が消失・出現を繰り返し，陰影が移動している所見を見た場合，確定診断には気管支肺胞洗浄（BAL）や肺生検による病理組織診断が必要であるが，症状がない，あるいは陰影の増悪がない場合には，検査が侵襲的であるがゆえに躊躇する場合も多い．また，自分の考え方が誤っていて恥ずかしい思いをすると考えてしまうこともあるが，常に症例の病態を追求する姿勢が重要であり，この時点で大学病院などのより高度な専門施設に紹介する方法もあると思われる．

　LYGの発症病態を勘案すると移動する陰影なども一連の発症過程を見ていた可能性が高い．

　本症例はどの段階で高度な専門施設に紹介すべきであったか，早期診断・治療が可能であったかなど教訓を残した症例でもあった．

【文　献】

1) Pittaluga S, Wilson WH, Jaffe ES, et al. Lymphomatoid granulomatosis. In: Swerdlow SH, Campo E, Harris NL, et al, eds. WHO classification of tumors of haematopoietic and lymphoid tissues. Lyon: IARC Press, 2008; 247-9.
2) Liebow AA, Carrington CR, Friedman PJ. Lymphomatoid granulomatosis. Hum Pathol 1972; 3: 457-558.
3) Cadranel J, Wislez M, Antoine M. Primary pulmonary lymphoma. Eur Respir J 2002; 20: 750-62.
4) 三木　誠．リンパ腫様肉芽腫症．呼吸 2008；27：492-9.
5) Guinee D Jr, Jaffe E, Kingma D, et al. Pulmonary lymphomatoid granulomatosis. Evidence for a proliferation of Epsterin-Barr virus infected B-lymphocytes with a prominent T-cell component and vasculitis. Am J Surg Pathol 1994; 18: 753-64.
6) Lipford EH Jr, Margolick JB, Longo DL, et al. Angiocentric immunoproliferative lesions: a clinicopathologic spectrum of post-thymic T-cell proliferations. Blood 1988; 72: 1674-81.
7) Katzenstein ALA, Carrington CB, Liebow AA et al. Lympomatoid granulomatosis: a clinicopathologic study of 152 cases. Cancer 1979; 43: 360-73.
8) Jaffe ES, Wilson WH Lymphomatoid granulomatosis: Pathogenesis, pathology and clinical implications. Cancer Surv 1997; 30: 233-48.
9) Lee JS, Tuder R, Lynch DA. Lymphomatoid granulomatosis: radiologic features and pathologic correlations. AJR Am J Roentgenol 2000; 175: 1335-9.
10) 古田健二郎，中川　淳，森田恭平，ほか．びまん性スリガラス陰影を呈した肺リンパ腫様肉芽腫症の1例．日呼吸会誌 2010；48：49-54.
11) 山内康宏，吉沢篤人，工藤宏一郎，ほか．多発する薄壁空洞を認め，多彩な胸部X線画像を呈したリンパ腫様肉芽腫症の1例．日呼吸会誌 2002；40：292-8.
12) Hare SS, Souza CA, Bain G, et al. The radiological spectrum of pulmonary lymphoproliferative disease. Br J Radiol 2012; 85: 848-69.
13) Churg JH, Wu CG, Gilman MD, et al. Lymphpmatoid granulomatosis: CT and FDG-PET findings. Korean J Radiol 2011; 12: 671-8.
14) Wilson WH, Kingma DW, Raffedld M, et al. Association of lymphomatoid granulomatosis with Epstein-Barr virus infection of B lymphocytes and response to interferon-alpha 2b. Blood 1996; 87: 4531-7.
15) Saldana MJ, Patchefsky AS, Israel HI, et al. Pulmonary angiitis and granulomatosis. The relationship between histological features, organ involvement, and response to treatment. Hum Pathol 1977; 8: 391-409.

16) Zaidi A, Kampalath B, Peltier WI, et al. Successful treatment of systemic and central nervous system lymphomatoid granulomatosis with rituximab. Leuk Lymphoma 2004; 45: 777-80.
17) 鈴木博貴, 武田博明, 岸 宏幸, ほか. リンパ腫様肉芽腫症の発症病態の検討:Epstein-Barr virus の再活性化の関与. 日呼吸会誌 2006;44:492-8.

▶症状（発熱，呼吸困難），画像パターン（肺胞性陰影，容積減少）

CASE 9 マクロライド，ステロイド薬の投与にもかかわらず重症化したマイコプラズマ肺炎の症例

遠藤　健夫

症例

症　例：25歳，女性。
主　訴：発熱，咳嗽，呼吸困難。
家族歴・既往歴：特記事項なし。
生活歴：喫煙20本/日×7年，飲酒歴なし，吸入歴なし。
現病歴：X年2月下旬より発熱，乾性咳嗽が出現した。近医を受診し抗菌薬と鎮咳薬が投与されたが改善せず，呼吸困難が出現した。喘息の診断でプレドニゾロン（PSL）15 mg/日が投与されたが，症状が増悪したため3月上旬当科紹介入院となった。
入院時現症：体温37.3℃，両肺野に軽度の喘鳴を聴取した。
入院時検査所見[★1]：WBC 10,400/μl，CRP 0.86 mg/dlと軽度の炎症所見を認めたが，マイコプラズマIgM抗体は陰性，D-dimer 0.4 μg/mlと正常であった。動脈血ガス分析（O_2 4 l/分，鼻カニューレ吸入下）ではpH 7.425，Pa_{O_2} 49.5 Torr，Pa_{CO_2} 35.2 Torrと高度の低酸素血症を呈していた。
入院時画像所見（図1）：胸部X線写真で右中肺野にすりガラス影，CTで両上葉・右中葉に区域性に分布するすりガラス影を認めた[★2]。
入院後経過：市中肺炎と喘息発作の合併と考えてクラリスロマイシン（CAM）400 mg/日，ヒドロコルチゾン900 mg/日，短時間作用性$β_2$刺激薬の吸入を開始した。さらに，画像所見と呼吸不全の程度に乖離があったため，肺血栓塞栓症の可能性を考慮してヘパリン1万単位/日を併用した[★3]。第2病日の胸部X線写真で両下肺野に浸潤影が出現し，呼吸状態はさらに悪化，リザーバーマスク10 l/分によるO_2投与でもSp_{O_2} 80%台にまで低下した。第3病日の胸部CTで両下葉に容積減少，エアーブロンコグラムを伴う浸潤影が出現したため（図2），肺血栓塞栓症による癒着性無気肺を疑って肺血流シンチグラムを施行したが，血流欠損はなかった。肺炎の悪化あるいは器質化肺炎を伴う閉塞性細気管支炎（BOOP*）を疑ってビアペネム（BIPM）0.9 g/日，ステロイドパルス療法（mPSL 1 g/日×3日）を開始した[★4]。しかし，呼吸状態がさらに悪化したため第5病日より非侵襲的人工呼吸器を装着した。第6病日にマイコプラズマIgM抗体を再検したところ陽性と

[★1] 呼吸状態が悪く呼吸機能検査は施行できなかった。

[★2] 細気管支炎を疑って深呼気位の胸部HRCTを行うべきであった。

[★3] D-dimer正常，心エコーで肺高血圧の所見はなかったが，肺血栓塞栓症でも喘息様の症状が出現することがあるためヘパリンを投与した。

* BOOP：bronchiolitis obliterans with organizing pneumonia（器質化肺炎を伴う閉塞性細気管支炎）

[★4] 呼吸状態が悪く気管支肺胞洗浄（BAL）や経気管支肺生検（TBLB）は施行できなかった。

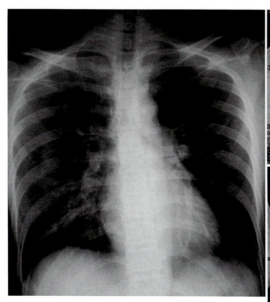
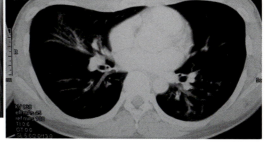

図1　入院時胸部X線写真およびCT

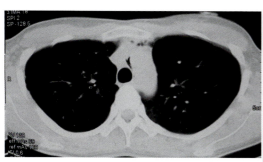
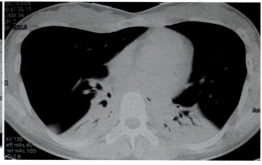

図2　第3病日胸部CT

なったためマイコプラズマ肺炎と診断し，CAMにミノサイクリン（MINO）200 mg/日を追加投与したところ病状の劇的な改善が得られ，第24病日に退院した。

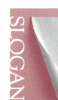

マイコプラズマ肺炎をあまくみるな

疾患の解説

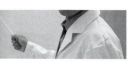

　本症例は最終的にマイコプラズマ細気管支炎および肺炎と考えられた。入院時，高度の低酸素血症を呈していたが，肺炎および喘息発作が軽症であり，肺血

栓塞栓症も否定的であることから，本症例の呼吸不全の主因は細気管支炎と考えられた。さらに，第3病日の胸部CTで両下葉の容積減少，エアーブロンコグラムを伴う浸潤影の出現はマイコプラズマ肺炎の増悪によると考えられた。マイコプラズマ肺炎にはBOOPが併発することが報告されているが[1]，本症例においては，ステロイドパルス療法が無効であったことよりBOOPの可能性は低いと考えられた。一方，マイコプラズマ感染は肺胞サーファクタントの活性を低下させ肺血栓塞栓症と同様に癒着性無気肺を生じることが知られており，本症例の画像所見と一致する。本症例において，入院当初よりCAMが投与されていたにもかかわらず肺炎が悪化した原因として，マクロライド耐性マイコプラズマ感染の可能性が示唆された。マイコプラズマに対する薬剤感受性検査は施行されてないが，MINO投与後に病状の劇的な改善が得られたことより，その可能性が推察された。

　一般的にマイコプラズマ肺炎の予後は極めて良好であるが，時に呼吸不全を呈する重症例も経験される。宮原らはマイコプラズマ肺炎90例中18例（20％）で呼吸不全を呈し，うち5例（5.6％）で人工呼吸管理を要したと報告している[2]。その要因として，重症マイコプラズマ肺炎の病態形成に感染症としての側面以外に免疫過剰反応の関与が報告されており，その治療にステロイド薬の有効性が示されている[3)4]。しかし，本症例においてはステロイド薬の効果は認められず，免疫過剰反応以外の要因が考えられた。その他の重症化の要因として適切な抗菌薬の投与の遅れが指摘されている。Miyashitaらは，マイコプラズマ肺炎227例の検討で呼吸不全を呈した症例は呈さなかった症例に比較して有効な抗菌薬の投与の遅れを報告している[3]。本症例はCAM耐性マイコプラズマ感染と推察され，その観点では適切な抗菌薬の投与の遅れが重症化の原因と考えられた。

主治医のつぶやき

　本症例はマクロライド耐性マイコプラズマ感染による重症細気管支炎・肺炎と考えられた。入院時のマイコプラズマIgM抗体は陰性であったが，第6病日に再検した結果陽性となった。マイコプラズマIgM抗体は感染初期に偽陰性を示したり，再感染では上昇しない症例，あるいは罹患後長期間陽性が持続する偽陽性を示す症例があり診断上注意を要する[5)6]。また，マイコプラズマ肺炎は一般的に予後は極めて良好であるが，細気管支炎やBOOPを併発し呼吸不全を呈する重症例も少なからず存在することに留意する必要がある。さらに，近年マクロライド耐性 *M. pneumoniae* の分離頻度の増加が報告されている[7]。実地臨床でマイコプラズマの薬剤感受性検査を実施することは困難であるため，治療の第一選択薬であるマクロライド系抗菌薬投与後48～72時間で解熱しない場合は，マクロライド耐性マイコプラズマ感染症を疑う必要がある。その場合，テトラサイクリン系抗菌薬の投与が推奨されている[8]。しかし，本症例のごとく抗菌薬にステロイド薬が併用される重症例ではステロイド自体に解熱作用があるため，マクロライド

耐性マイコプラズマ感染症か否かの判断は極めて困難である．それゆえ，マクロライド耐性 *M. pneumoniae* が増加してきている現況では，重症マイコプラズマ感染症に対してはマクロライドとテトラサイクリン系抗菌薬の併用を考慮する必要があると思われる．

　最後に，マイコプラズマ感染症は細気管支炎，BOOPなどの多彩な合併症を有し，時に奇妙な臨床経過を示す非常に興味深い疾患である．しかし，重症の呼吸不全を呈する症例や髄膜炎，溶血性貧血等の肺外合併症を有する症例もあり診療上注意を要する．

【文　献】

1) 児玉孝秀，冨岡真一郎，遠藤健夫，ほか．移動する浸潤影を呈しステロイドパルス療法が著効した重症マイコプラズマ肺炎の1例．日胸 2006；65：280-6．
2) 宮原庸介，高柳　昇，窪田素子，ほか．マイコプラズマ肺炎90例の重症度・治療・予後に関する検討．日呼吸会誌 2006；44：607-2．
3) Miyashita N, Obase Y, Ouchi K, et al. Clinical features of severe *Mycoplasma pneumoniae* pneumonia in adults admitted to an intensive care unit. J Med Microbiol 2007; 56: 1625-9.
4) Izumikawa K, Izumikawa K, Takazono T, et al. Clinical features, risk factors and treatment of fuluminant *Mycoplasma pneumoniae* pneumonia: a review of the Japanese literature. J Infect Chemother 2014; 20: 181-5.
5) Nir-Paz R, Michael-Gayego A, Ron M, et al. Evaluation of eight commercial tests for *Mycoplasma pneumoniae* antibodies in the absence of acute infection. Clin Microbiol Infect 2006; 12: 685-8.
6) Ishii H, Yamagata H, Murakami J, et al. A retrospective study of the patients with positive ImmunoCard Mycoplasma test on an outpatient clinic basis. J Infect Chemother 2010; 16: 219-22.
7) Suzuki S, Yamazaki T, Narita M, et al. Clinical evaluation of macrolide-resistant *Mycoplasma pneumoniae*. Antimicrob Agents Chemother 2006; 50: 709-12.
8) 日本マイコプラズマ学会，編．肺炎マイコプラズマ肺炎に対する治療指針（草案）．三鷹：日本マイコプラズマ学会事務局，2014．

▼症状（発熱，呼吸困難），画像パターン（肺胞性陰影，再燃）

CASE 10 呼吸困難・意識障害で発症したインフルエンザによる肺炎，脳炎，ARDSの症例

遠藤 健夫

症 例

症 例：54歳，男性。
主 訴：発熱，呼吸困難，意識障害。
家族歴・既往歴：特記事項なし。
生活歴：喫煙歴なし，飲酒歴なし，明らかな吸入歴なし。
現病歴：X年1月下旬より38℃台の発熱があり自宅療養していた。翌日昼ごろまで家族と会話していたが，夕方に一点を凝視したような状態で失禁しており，家族の呼びかけに反応がないため当院に救急搬送された。
入院時現症：意識レベルJCS 300，瞳孔不同あり，右共同偏視あり，対光反射なし，呼吸回数36回/分，Sp_{O_2} 80%（O_2 10l/分，マスク吸入下），BT 38.6℃，BP 74/45 mmHg，HR 135回/分（整），呼吸音；吸気時に全肺にcoarse cracklesを聴取。
入院時検査所見：WBC 12,500/μl，CRP 11.28 mg/dl，AST 198 U/l，ALT 52 U/l，LDH 377 U/l，BUN 21.3 mg/dl，CRE 1.80 mg/dl，CK 9,660 U/l，BS 11 mg/dl，D-dimer 30.5μg/ml，AT III 41%と高度の炎症，肝腎機能障害，低血糖，凝固異常の所見を認めた。動脈血ガス分析（O_2 10l/分，マスク吸入下）は，pH 7.358，Pa_{O_2} 40.9 Torr，Pa_{CO_2} 42.6 Torr，HCO_3^- 23.4 mEq/lと高度の低酸素血症を呈していた。また，鼻咽頭ぬぐい液のインフルエンザ迅速検査ではA型が陽性であった。のちにインフルエンザウイルス分離検査で季節性の流行株であるAH1亜型であることが判明した。なお，マイコプラズマIgM抗体，尿中肺炎球菌莢膜抗原・レジオネラ抗原は陰性であった。
入院時画像所見：胸部X線写真で両中下肺野に斑状影，CTで両下葉に小葉中心性に分布する粒状〜斑状影およびその融合像を認めた（図1）。また，頭部CT・MRIでは，脳全体の浮腫像を認めた（図2）。
入院後経過：ただちに気管内挿管による人工呼吸管理を開始し，挿管下に右B^4より気管支肺胞洗浄（BAL）を施行した。総細胞数は1.34×10^5/ml，細胞分画では好中球45%，リンパ球25%と増加を認め，インフルエンザ迅速検査でA型が陽性となった。なお，細菌学的検査では有意菌の検出はなかった。A型インフルエンザによるウイルス性肺炎および脳症[★1]，さらにBALで好中球比率が増加し，画像

★1 脳浮腫が高度であったため，髄液検査は施行できなかった。

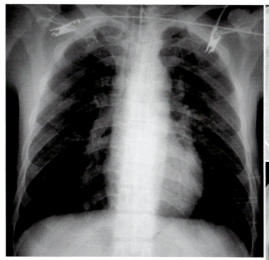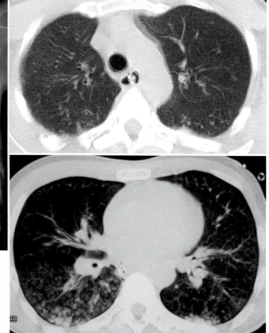

図1　入院時胸部X線写真・CT所見

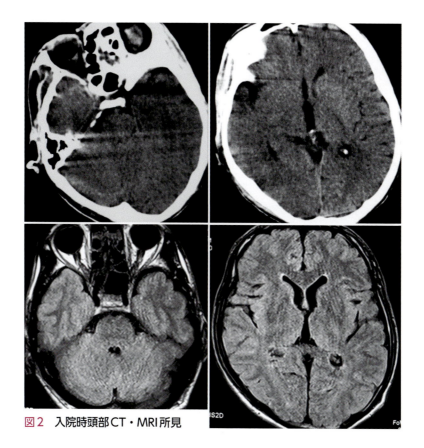

図2　入院時頭部CT・MRI所見

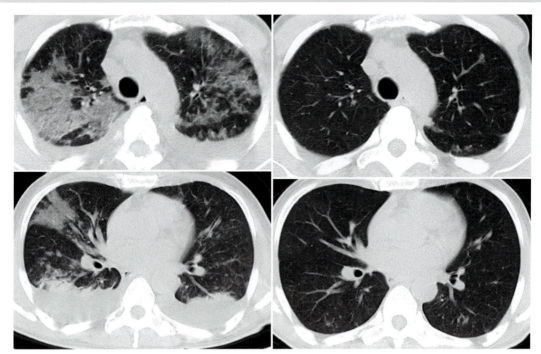

第 9 病日　　　　　　　　　　　　　第 22 病日

図3　胸部CTの経過

所見に比し低酸素血症が高度であったため，急性呼吸窮迫症候群（ARDS）の合併と考えて，オセルタミビル，メロペネム，γ-グロブリン製剤，アンチトロンビンIII製剤，ステロイドパルス療法（mPSL 1 g/日×3日），シベレスタットの投与を開始した．治療開始後，炎症所見，呼吸状態および意識レベルは徐々に改善し，第8病日に人工呼吸器より離脱した．なお，ステロイドパルス療法の後療法としてプレドニゾロン（PSL）40 mg/日を4日間，その後20 mg/日に減量後，2日目となる第9病日に再び発熱，呼吸困難が出現し，WBC 16,100/ml，CRP 4.50 mg/dlに上昇，Sp_{O_2}（O_2 2l/分，鼻カニューレ吸入下）は89％と低下，胸部X線写真・CTで両肺に浸潤影が再び出現した★2．2回目のステロイドパルス療法施行後PSLを60 mg/日に増量，1週間隔で40 mg/日，20 mg/日，10 mg/日とゆっくり漸減した．肺炎は速やかに改善し，以後肺炎の再燃なく，第50病日に軽度の構語障害が残存したが独歩で退院となった（図3）．なお，意識レベルは順調に回復し，脳症の再燃は認められなかった．保存血清でのちに測定したIL-6★3は，入院時9,100 pg/ml，病状が改善した第4病日22.8 pg/ml，病状が再燃した前日の第8病日215 pg/mlとCRPより鋭敏に病状を反映していた．

★2　再増悪時に原因検索のためBALを行うべきであった．

★3　IL-6の測定は保険適用外のため，入院時，再増悪時に測定しなかった．早急に保険適用となることが望まれる．

困ったときのステロイド薬

疾患の解説

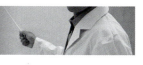

　インフルエンザ肺炎は，インフルエンザ罹患から肺炎発症までの臨床経過に基づき，①原発性ウイルス肺炎，②細菌性肺炎とウイルス肺炎の併発，③二次性細菌性肺炎の3病型に分類されている[1]。本症例においては，インフルエンザ感染早期に肺炎を発症していること，CT所見で小葉中心性の粒状〜斑状影が出現しウイルス肺炎の画像所見に一致すること[2]，BAL液のインフルエンザ迅速検査でA型が陽性であり，原発性インフルエンザウイルス肺炎と考えた。さらにBAL液の細胞分画で好中球比率が増加し画像所見に比し低酸素血症が高度であったことよりARDSの併発と考えた。なお，本症例は2009年に新型インフルエンザが大流行した以前の季節性インフルエンザの症例であった。

　一方，インフルエンザ脳症は乳幼児に発症する予後不良な病態で，成人での発症は比較的まれである。「インフルエンザ脳症ガイドライン」ではJCS20以上の意識障害，頭部CTで低吸収域，脳幹浮腫，皮髄境界域不鮮明などを認める例を確定診断例としている[3]。本症例では循環不全，低血糖や低酸素血症など意識障害の原因を複数有していたが，インフルエンザ罹患後急激に意識障害が出現し，頭部CT・MRIで脳全体に浮腫が認められたことからインフルエンザ脳症と診断した。

　治療に関しては，現在ウイルス肺炎に対する確立された治療法はないが，実地臨床では抗ウイルス薬，抗菌薬，γ-グロブリンを併用することが多い。一方，インフルエンザ脳症に対しては，その病態が全身性の炎症性サイトカインによると考えられているため，ウイルスに対する治療以外にステロイド薬，シクロスポリン，アンチトロンビンⅢ製剤の投与が推奨されている[3]。本症例はインフルエンザウイルス性肺炎，ARDSおよび脳症と診断し，抗ウイルス薬，抗菌薬，γ-グロブリン製剤，シベレスタットにステロイド薬，アンチトロンビンⅢ製剤を併用投与した。重症インフルエンザに対するステロイド薬の適応は，脳症においてその有用性が示されているが，ウイルス肺炎においてはいまだ統一された見解はない。2009年に世界的に大流行した新型インフルエンザによるウイルス肺炎および併発したARDSにおいて，ステロイド薬の投与による死亡率の増加が報告されている[4,5]。一方，少数であるがステロイド薬の有用性を示す報告も散見される[6,7]。本症例においては，ステロイドパルス療法後のPSL減量中に肺炎が再燃，PSLを再増量することで病状の改善が得られたことから，ウイルス肺炎あるいはARDSにステロイド薬が有効であったと考えた。その機序として炎症性サイトカインで

あるIL-6が肺炎再燃時に再上昇したことより，肺炎あるいはARDS再燃の原因として脳症と同様に炎症性サイトカインが関与していた可能性が推察された。なお，PSL減量に際して脳症の再燃は認められなかったことより，脳に比べ肺においてサイトカインによる炎症はより高度で遷延していたと考えられた。

主治医のつぶやき

　原発性インフルエンザウイルス肺炎は確定診断が困難であるため正確な発症頻度は不明である。パンデミック時に発症する肺炎の約20%といわれているが，通常成人の症例は少ないとされ[8]，実地臨床では経験が少ない。本症例は2009年に新型インフルエンザが大流行した以前の季節性インフルエンザであり，ウイルス肺炎からARDS，さらに脳症を併発した点で極めてまれな症例と考えられた。

　呼吸器内科医は，重症の感染性肺炎あるいはARDSの症例に遭遇した際，適切な治療にもかかわらず高度の呼吸不全に陥り，人工呼吸管理を余儀なくされる症例をしばしば経験する。このような病態下でのステロイド薬の有用性は示されていないが，藁をもつかむ心境でステロイド薬を投与し病状が劇的に改善する症例がある。本症例のごとく感染性肺炎でも有効な症例がある。ステロイド薬が病原体に直接効くわけではなく，その背景にある免疫過剰反応，例えばサイトカインストームに効いていると考えられる。

　本症例では，IL-6が病状や炎症性サイトカインによる免疫過剰反応を反映し，IL-6が重症肺炎やARDSにおいてステロイド薬の効果を予測する指標となり得る可能性もあり，今後の研究の進展が待たれる。

　本例のような呼吸器疾患重症例を救命したときは呼吸器科医として喜びを感じる。

【文献】

1) Louria DB, Blumenfeld HL, Ellis JT, et al. Studies on influenza in the pandemic of 1957-1958. II. Pulmonary complications of influenza. J Clin Invest 1959; 3: 213-65.
2) 田中伸幸．非定型肺炎．村田喜代史，上甲　剛，村山貞之，編．胸部のCT，第3版．東京：メディカル・サイエンス・インターナショナル，2011：338-40.
3) 厚生労働省インフルエンザ脳症研究班．インフルエンザ脳症ガイドライン（改訂版）．2009.
4) Kim SH, Hong SB, Yun SC, et al. Corticosteroid treatment in crinically ill patients with pandemic influenza A/H1N1 2009 infection: analytic strategy using propensity score. Am J Respir Crit Care Med 2011; 183: 1207-14.
5) Brun-Buisson C, Richard JC, Mercat A, et al. Early corticosteroids in severe influenza A/H1N1 pneumonia and acute respiratory distress syndrome. Am J Respir Crit Care Med 2011; 183: 1200-6.
6) Confalonieri M, Cifaldi R, Dreas L, et al. Methylprednisolone infusion for life-threatening H1N1-virus infection. Ther Adv Respir Dis 2010; 4: 233-7.
7) Roberts C, Nirmalan M, O'Shea S, et al. Steroid-sensitive post-viral inflammatory pneumonitis (PVIP). Am J Respir Crit Care Med 2010; 182: 1089-90.
8) 日本呼吸器学会呼吸器感染症に関するガイドライン作成委員会，編．「呼吸器感染症に関するガイドライン」成人市中肺炎診療ガイドライン．2007.

▼症状（呼吸困難），画像パターン（すりガラス影）

CASE 11 画像所見に不釣り合いな低酸素血症から診断に至った肝肺症候群の症例

藤倉 雄二

症例

症　例：57歳，女性。
主　訴：労作時呼吸困難，乾性咳嗽。
家族歴：特記事項なし。
既往歴：23歳時に詳細不明の肝炎にて入院加療歴あり，54歳で肝硬変を指摘。28歳から糖尿病にて加療中。
生活歴：喫煙なし，飲酒なし。
現病歴：23歳時に詳細不明の肝炎にて3カ月程度の入院加療歴があった。入院3年前（54歳）に近医にて肝硬変を指摘され，合併した食道静脈瘤に対し，入院2年前，1年前にそれぞれ内視鏡的静脈瘤硬化療法を施行された。その際に酸素飽和度が90％と低値であったのを指摘されたものの，精査されないまま経過観察となっていた。外来経過中徐々に労作時呼吸困難および乾性咳嗽が出現・増悪したため，当院紹介受診し精査目的に入院となった。
入院時現症：体重は69kgでbody mass indexは26.6。呼吸数24回/分，経皮的酸素飽和度（Sp_{O_2}）88％（室内気）。前胸部にはくも状血管腫を認めた。心雑音はなく，両側下肺野背側に軽度のfine cracklesを聴取した。
入院時検査所見：血小板6.1万/μl，総ビリルビン1.8mg/dl，アルブミン3.0g/dl，PT活性71％で，Child-Pugh分類B相当の肝硬変であった。コリンエステラーゼ値は106U/l，総コレステロール値は118mg/dlで低値を示した。B型肝炎，C型肝炎は否定的であった。KL-6 666U/ml。室内気で採取した動脈血液ガスではpH 7.458, Pa_{CO_2} 33.9 Torr, Pa_{O_2} 52.4 TorrとI型呼吸不全を認めた。呼吸機能検査ではVC 2.72l（105.4％），FEV_1 2.34l（104.9％），D_{LCO} 9.80ml/min/mmHg（47.4％）と拡散障害を認めた。
入院時画像所見（図1）：胸部単純X線写真では両側下肺野にすりガラス様陰影を認めた。胸部単純CT写真では両側下葉背側に軽度の索状影を認めるほか，下葉肺実質や胸膜直下に拡張した血管と思われる陰影を認めた。
入院後経過：胸部画像検査ではI型呼吸不全を呈するような肺実質病変に乏しく，換気血流不均衡やシャントによる低酸素血症が疑われたため，肺血流シンチグラ

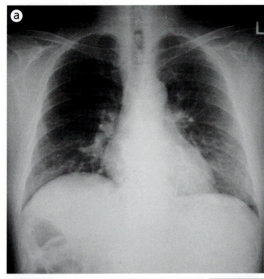

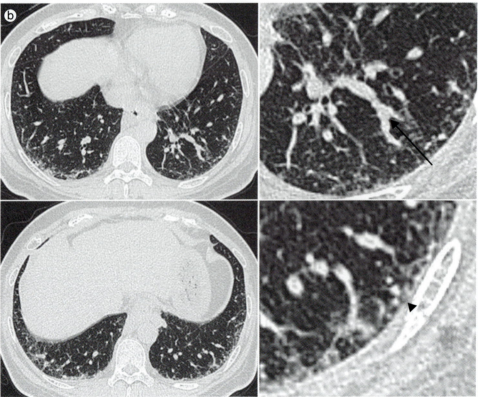

図1 入院時画像所見
　a．胸部単純X線写真では両側下肺野に軽度の網状影を認める。
　b．胸部CT写真では，両側下葉背側に軽度の線維化病変を認めるほか，血管拡張（矢印）や胸膜直下の結節（矢頭：拡張血管を見ているものと思われる）も認められる。

ムを施行した（図2）。この結果肺内の欠損像を認めない一方，全身撮影にて腎，脳，甲状腺に集積が認められ，右左シャントの存在が示唆された。全身スキャンから計算したシャント率は29％であった。なお，経胸壁心臓超音波検査では器質的な心疾患は認めなかった。さらに入院後に聴取した病歴では繰り返す鼻出血などの症状はみられず，くも状血管腫以外の毛細血管拡張症を疑う所見も認めなかった。以上の所見を総合し，肝機能異常を背景とし，肺血管拡張と肺内シャント，それに伴う低酸素血症を認めたため肝肺症候群（HPS*）（severe）と診断した。なお，測定できた血管拡張因子となる物質についてはフェリチン16.1 ng/ml，エストラジオール35 pg/ml，グルカゴン190 pg/ml，エンドトキシン＜0.8 pg/mlであり，いずれも基準範囲内であった。在宅酸素導入を行い退院となったが，初回入院18ヵ月後の再検査ではシャント率は51％に悪化しており，在宅酸素7l/分（マスク使用）の状態となっている。

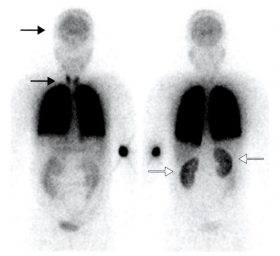

図2　肺血流シンチグラム（^{99m}Tc-MAA）の全身スキャン像
両側腎臓（⇒），脳や甲状腺（→）に集積を認め，シャントが存在していることを示唆する。

＊HPS：hepatopulmonary syndrome（肝肺症候群）

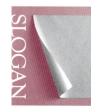

病歴聴取を怠らないこと。診断に至る重要なヒントが隠れていることがある

疾患の解説

　肝硬変患者に肺血管異常や著明な拡張所見を伴うことは，1950～60年代の症例報告および剖検報告に散見される[1]。現在ではこのような肝障害に伴う低酸素血症はHPSとして認知され，肝疾患，肺血管拡張，低酸素血症（またはA-aDo₂の開大）が重要な三要素である[1〜4]。肝疾患は多くはウイルス性肝炎などの慢性肝疾患や肝硬変に由来するが，急性肝炎に伴う報告も認められ，肝障害の原因や経過はさまざまである[5]。大規模な報告はないものの，肝移植待機中の肝硬変患者では軽症のものまで含めると約30％程度までの頻度でみられるという報告が多い[1,2,6,7]。

　本症における低酸素血症の機序は肺内血管の異常拡張における肺内動静脈シャントとそれに伴う換気血流不均衡である。通常8～15μmの肺内毛細血管が500μm程度にまで拡張することで，拡張した毛細血管では換気量に比し血流量が

多くなる。結果的にはシャントと同様の血流動態となり，換気血流不均衡のため低酸素血症となる。通常 A-aDO$_2$ は 15 Torr 以上に開大し，Pa$_{O_2}$ の値により軽症（mild：Pa$_{O_2}$ ≧ 80 Torr）〜最重症（very severe：Pa$_{O_2}$ < 50 Torr）に分類される[5]。本症例では重症（severe：Pa$_{O_2}$ 50〜60 Torr）に相当した。

HPS では呼吸困難，ばち状指，チアノーゼやくも状血管腫がよくみられる。なお，血管拡張は下肺に強い傾向があるため，下肺の血流に関して重力効果がより大きく作用する立位では，臥位に比べると低酸素の傾向が強くなる。これを orthodeoxia と表現し，HPS における重要な所見といわれるが，起座で 5 % 以上ないしは 4 Torr 以上の Pa$_{O_2}$ 低下と定義した場合，出現率は 25 % であった[8]。本症例でも orthodeoxia は観察されなかった。

HPS の診断における最も重要な手順は肺内毛細血管の拡張の証明である。CT 上の血管拡張所見も有用であるものの[9)10]，直接的な証明には ^{99m}Tc-MAA-肺血流シンチグラムやコントラスト心臓超音波検査を要する[1)〜5)11]。肺血流シンチグラムでは，通常，経静脈的に投与された 20〜50μm 程度の ^{99m}Tc-MAA は，肺毛細血管を通過できず 95 % 以上が肺で捕捉される。一方，HPS では投与された ^{99m}Tc-MAA の一部は拡張した血管を通過するため，全身循環に移行し脳，甲状腺，脾臓などに集積し，これをもって肺内シャントが証明できる。この際全身スキャンによりシャント率の定量評価も可能である。さらに，本症例では繰り返しシンチグラムを行うことで疾患の進行を定量的に評価することができた。なお，もう一つの方法であるコントラスト心臓超音波検査とは，生理食塩水にミクロレベルの気泡（60〜90μm）を混ぜ静脈内に注入し，左心系にバブルが描出される現象を観察する方法であるが，実際に行っている施設はそれほど多くないだろう。

HPS において，なぜ血管拡張が起こるかという点については完全には解明されていないが，NO の過剰産生と異常な血管新生がその中心的な役割を果たしていると考えられている。NO は，主に肝内で産生が亢進したエンドセリン 1 が血管内皮に作用することで誘導されるが，このほかにも肝硬変の状態で起こりやすい bacterial translocation がマクロファージを誘導し，NO 産生を介した血管拡張や血管内皮細胞増殖因子（VEGF）を介した異常血管新生に関与している。さらに，遺伝子多型も異常血管新生に関与するなど，複数の機序が挙げられる[2)6)12]。これらの機序からエンドセリン受容体拮抗薬やホスホジエステラーゼ（PDE）-5 阻害薬，抗菌薬などの薬物治療が考えられているものの，いずれも十分な効果は確認されておらず，現時点で最も有効な治療法は肝移植である。肝移植により 5 年生存率は 23 % から 76 % に改善したものの，移植前の重症度は予後規定因子となる[13]ことから，重症化前の早期の治療が望まれる。

主治医のつぶやき

呼吸困難は呼吸器内科医が頻繁に遭遇する訴えである。問診・診察ののち画像検査を行うが，その際，著明な低酸素血症を来しているにもかかわらず，胸部単

純X線写真で肺実質にそれに相当するような所見が認められない場合，肺循環系の問題なども含め広く鑑別疾患を挙げる必要がある．本症例の診断の決め手は肝疾患の合併であり，これが低酸素血症を惹起し得るという知識がないと本症を想起することは困難である．

ところで，本症例において背景となった肝疾患は未解決のままであった．各種肝炎ウイルスは否定的であり（B型肝炎についてはHBs抗原のみの検査であり，より詳細な検査をすべきであった），アルコール多飲歴なども認めなかった．症例提示の中には記載しなかったが，IgGが高値（1,924 mg/dl）であったことから，診断基準を満たさないまでも自己免疫性肝炎の存在は考慮すべきであり，その他の肝疾患についてもできるかぎり追究すべきであった．あまり強調されないものの，基礎疾患のコントロールは本症の発症・進行に抑制的に働くはずであり，例えばステロイドの使用などは病態によっては考慮すべき選択肢であった．

【文 献】

1) Rodríguez-Roisin R, Krowka MJ. Hepatopulmonary syndrome—a liver-induced lung vascular disorder. N Engl J Med: 2008; 358: 2378-87.
2) Fritz JS, Fallon MB, Kawut SM. Pulmonary vascular complications of liver disease. Am J Respir Crit Care Med 2013; 187: 133-43.
3) Porres-Aguilar M, Altamirano JT, Torre-Delgadillo A, et al. Portopulmonary hypertension and hepatopulmonary syndrome: a clinician-oriented overview. Eur Respir Rev 2012; 21: 223-33.
4) Hoeper MM, Krowka MJ, Strassburg CP. Portopulmonary hypertension and hepatopulmonary syndrome. Lancet 2004; 363: 1461-8.
5) Rodríguez-Roisin R, Krowka MJ, Hervé P, et al. Pulmonary-hepatic vascular disorders （PHD）. Eur Respir J 2004; 24: 861-80.
6) Machicao VI, Balakrishnan M, Fallon MB. Pulmonary complications in chronic liver disease. Hepatology 2014; 59: 1627-37.
7) Aldenkortt F, Aldenkortt M, Caviezel L, et al. Portopulmonary hypertension and hepatopulmonary syndrome. World J Gastroenterol 2014; 20: 8072-81.
8) Gómez FP, Martínez-Pallí G, Barberà JA, et al. Gas exchange mechanism of orthodeoxia in hepatopulmonary syndrome. Hepatology 2004; 40: 660-6.
9) McAdams HP, Erasmus J, Crockett R, et al. The hepatopulmonary syndrome: radiologic findings in 10 patients. AJR Am J Roentgenol 1996; 166: 1379-85.
10) Lee KN, Lee HJ, Shin WW, et al. Hypoxemia and liver cirrhosis (hepatopulmonary syndrome) in eight patients: comparison of the central and peripheral pulmonary vasculature. Radiology 1999; 211: 549-53.
11) Grace JA, Angus PW. Hepatopulmonary syndrome: update on recent advances in pathophysiology, investigation, and treatment. J Gastroenterol Hepatol 2013; 28: 213-9.
12) Thenappan T, Goel A, Marsboom G, et al. A central role for CD68 (+) macrophages in hepatopulmonary syndrome. Reversal by macrophage depletion. Am J Respir Crit Care Med 2011; 183: 1080-91.
13) Swanson KL, Wiesner RH, Krowka MJ. Natural history of hepatopulmonary syndrome：impact of liver transplantation. Hepatology 2005; 41: 1122-9.

▼症状（咳嗽），画像（無気肺陰影）

CASE 12 内視鏡所見と詳細な吸入歴聴取により診断に至ったbronchial anthracofibrosisの症例

春日　真理子

症例

患　者：86歳，女性。
入院目的：胸部異常陰影の精査。
家族歴：特記事項なし。
既往歴：高血圧，骨粗鬆症，鼻茸（術後）。
生活歴：飲酒，喫煙なし。
職業歴：20〜50歳；農業（蒟蒻芋づくり）。冬は蒟蒻芋の球根が凍らないように薪を燃やして屋内を暖めていた。
現病歴：X−1年3月乾性咳嗽を主訴に，近医を受診した。胸部単純X線写真で左中肺野に索状影を認めたが経過観察されていた。その後症状は改善したが，左肺の陰影が徐々に悪化したためX年4月当院紹介され，精査目的に入院となった。
入院時現症：体温35.9℃，S_{pO_2} 96％（室内気），血圧112/46 mmHg，脈拍75回/分（整），呼吸音清，その他特記すべき所見なし。
入院時検査所見：炎症反応の上昇は認めず，腫瘍マーカーはproGRP 105 pg/mlと軽度上昇を認めた。
入院時画像所見（図1）：胸部単純X線写真では左中肺野に索状影を認め，胸部CTでは左S^3領域に無気肺様の陰影を認めた。明らかなリンパ節の腫大や石灰化は認めなかった。
入院後経過：咳嗽を主訴に前医を受診したが，当院受診時症状は消失していた。身体所見，採血結果より感染を疑う所見は認めず，悪性腫瘍を第一に疑い気管支鏡検査を施行した★1。陰影のあった左B^3は粘膜下に炭粉沈着を伴い，浮腫状に高度に狭窄，内腔は一部閉塞しbronchial anthracofibrosisに合致する所見を認めた（図2a）。また，同様の所見を両側上葉にも認めた。左B^3より生検を施行したところ，線維芽細胞の増生とリンパ球，形質細胞の浸潤を伴った浮腫状の気管支壁を認めたが（図2b），その他有意な所見は得られず，気管支洗浄液からも有意な菌の検出は認めなかった。bronchial anthracofibrosisの原因としてリンパ節結核の否定は重要であり再度気管支鏡検査を施行したが，結核感染は証明されなかった★2。

★1　入院時の喀痰検査で抗酸菌は塗抹，培養検査ともに陰性であった。

★2　本症例を経験するまではbronchial anthracofibrosisの所見が結核感染に関連すると知らず，気管支鏡検査は通常のサージカルマスクを使用してしまった。幸い，結核感染は証明されなかったがbronchial anthracofibrosisを確認した段階でN95マスクに切り替えるべきであった。

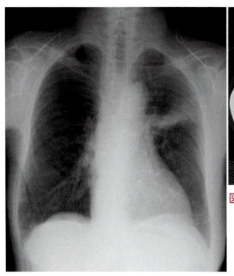
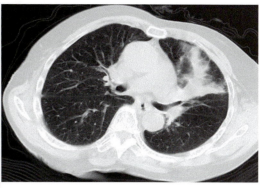

図1　胸部単純X線写真および胸部CT

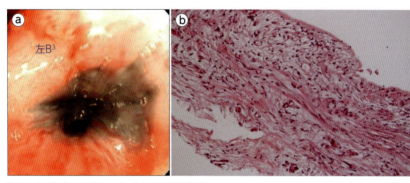

図2　気管支鏡所見および病理組織所見

　血液ガス分析や6分間歩行試験では低酸素血症は認めなかったが，呼吸機能検査で1秒量が1.02l，一秒率が68.4％と閉塞性換気障害を認め，フローボリューム曲線は下に凸でflow limitationを認めた．しかし呼吸器症状は認めず経過観察とした．

　その後，胸部単純X線写真では陰影は著変なく経過し，同年8月を最後に通院を自己中断されたためその後の経過は不明である．

SLOGAN

気管支の狭窄を伴う炭分沈着を認めたら原因検索を！

疾患の解説

　bronchial anthracofibrosisとは，1998年にChungらによって提唱された疾患概念であり[1]，「気管支粘膜下の炭粉沈着を伴った気管支狭窄または閉塞」と定義され，内視鏡所見により診断される。そして，結核感染，職業的粉塵吸入がその成因と考えられている。Chungらはanthracofibrosisを認めた28症例を検討したところ，次のような特徴がみられたと報告している[1]。喫煙や吸入などの既往のない高齢女性に多く，主な症状は咳（20/28人）と労作時の呼吸困難（17/28人）であり，病変は右中葉に最も多く認められ（21/28人），22人で狭窄部位は2か所以上であった。画像の解析では，胸部単純X線写真では区域性，大葉性の浸潤影を認めることが多く，さらに，CT上，狭窄した気管支病変は，軟部組織の肥厚によるperibronchial cuffsおよび周囲のリンパ節によって構成されていることが確認された。そして17人に細菌学的（15/28人）または組織学的（8/22人）に活動性結核感染が認められた。しかし，結核に特徴的な臨床症状や画像所見を欠くため診断は容易ではなく，中には外科的手術により診断された症例も認めた。

　また英国のWynnらは結核との関連が乏しく，職業的粉塵吸入が原因と思われるanthracofibrosisの6症例を報告した[2]。当院でも過去に職業的粉塵吸入が原因と思われる5症例を経験したが，いずれも5人全員が男性で，かつ20 pack-years以上の重喫煙者であり，閉塞性換気障害4例，混合性換気障害1例（気道狭窄による無気肺合併）と全例が閉塞性換気障害を示していた。

　本症例では，2回気管支鏡検査を施行したが明らかな結核感染は証明されず，職業的粉塵吸入歴はなかったが，冬に蒟蒻芋の球根が凍らないように屋内で薪を燃やし暖めていたとのことであり，薪などのバイオマス燃料燃焼時の粉塵吸入が原因であると思われた。

　気管支鏡検査では，左B^{3}だけでなく両側上葉の気管支粘膜にも炭粉沈着を伴う浮腫状狭窄があり，やはり吸入が原因と思われ，このため閉塞性換気障害を起こしていると思われた。当院でのanthracofibrosis症例は気管支鏡検査前では3例が気管支喘息，1例が慢性閉塞性肺疾患と診断されていた。気管支喘息や慢性閉塞性肺疾患と診断されている患者の中にはanthracofibrosisが隠れている可能性があり，粉塵吸入歴を有する場合や難治性の場合には積極的に気管支鏡検査を実施し，早期に診断する必要がある。

　粉塵吸入が原因のanthracofibrosisはじん肺同様，肺内に沈着した粉塵は完全には除去されず，細胞組織反応が持続するため粉塵吸入中止後も病変進行が持続し，閉塞性換気障害は漸次進行することがある。本症例では，粉塵吸入を中止してから約30年以上経過後に胸部X線写真で陰影が出現した。同時期に咳嗽を認めており，一過性の感染によりanthracofibrosisの一部が狭窄し徐々に閉塞したと思われた。

　bronchial anthracofibrosisには特異的あるいは根治的治療は存在しないようであ

るが，Kimら[3]によると，呼吸機能では閉塞性換気障害パターン（52.3％）を伴うことが多く，臨床的に慢性閉塞性肺疾患（16.8％）や気管支喘息（5.2％）と診断される例も多いようで，それらの症例では吸入ステロイドや気管支拡張薬などで治療されているものと思われる。一方，閉塞性障害は気管支拡張薬では有意な改善はなかったという報告[4]もあり，治療法の確立に向けた取り組みが必要であると思われた。

主治医のつぶやき

　本症例は，無気肺精査目的に気管支鏡検査を行ったところbronchial anthracofibrosisを認めた。気管支鏡検査で粘膜下にanthracosisを認めることはたびたび経験される。当初，筆者はbronchial anthracofibrosisを結核感染や粉塵吸入に関連するものとは知らず，重要な所見とは捉えていなかった。その後結核感染は証明されず，再度詳細な問診を行ったところ，バイオマス燃料燃焼時の粉塵吸入が原因と考えられた。積極的な気管支鏡検査，bronchial anthracofibrosisに関する知識，詳細な病歴聴取が重要と思われた。

　また，現在開発途上国を中心に，バイオマス燃料の曝露による気管支喘息や慢性閉塞性肺疾患などの呼吸器疾患が問題となっている[5]。現代の日本において，薪などのバイオマス燃料を日常生活で使用することはほとんどないが，昭和初期では一般的であった。

　気管支鏡検査で同所見を認めた際には，鑑別診断として第一に結核感染，職業的粉塵吸入を考えるべきであるが，それらが否定的である場合は，バイオマス燃料曝露も考慮する必要がある。また，気管支喘息や慢性閉塞性肺疾患と診断されている症例の中には，anthracofibrosisが隠れていることがあり，積極的に気管支鏡検査で確認するべきである。職業的粉塵曝露による障害はじん肺として認識されることが多いが，anthracofibrosisもまた認識すべき重要な病態の一つである。

【文　献】

1) Chung MP, Lee KS, Han J, et al. Bronchial stenosis due to anthracofibrosis. Chest 1998; 113: 344-50.
2) Wynn GJ, Turkington PM, O'Driscoll BR. Anthracofibrosis, bronchial stenosis with overlying anthracotic mucosa: possibly a new occupational lung disorder: a series of seven cases from one UK hospital. Chest 2008; 134: 1069-73.
3) Kim YJ, Jung CY, Shin HW, et al. Biomass smoke induced bronchial anthracofibrosis: presenting features and clinical course. Respir Med 2009; 103: 757-65.
4) Mirsadraee M, Asnaashari A, Attaran D. Pattern of pulmonary function test abnormalities in anthracofibrosis of the lungs. Tanaffos 2012; 11: 34-7.
5) Salvi SS, Barnes PJ. Chronic obstructive pulmonary disease in non-smokers. Lancet 2009; 374: 733-43.

▼症状（睡眠時無呼吸），画像パターン（奇異性声帯運動）

CASE 13 睡眠時無呼吸を認め，奇異性声帯運動を確認し得た多系統委縮症の症例

櫻井　啓文

症　例

患　者：76歳，男性。
入院理由：睡眠時無呼吸の精査。
既往歴：74歳；多系統萎縮症，年齢不詳；高尿酸血症。
生活歴：喫煙；30〜60歳×40本/日，飲酒；なし，アレルギー；特記事項なし。
現病歴：2年前に歩行時のふらつきを初発症状として発症し，多系統萎縮症（MSA[*1]）と診断されていた。1年前より睡眠中の大きないびき，無呼吸を指摘され，精査のため当科紹介となり入院した。
内　服：フロセミド30 mg/日，アロプリノール100 mg/日，カルベジロール2.5 mg/日，ドロキシドパ，100 mg/日，タルチレリン水和物10 mg/日，ランソプラゾール15 mg/日。
入院時現症：身長162 cm，体重87 kg，BMI 33，血圧116/73 mmHg，心拍数45回/分 整，体温35.9℃，Sp_{O_2} 95％（RA），肺音；清，Stridorなし（覚醒時），回内回外運動・指鼻指試験；稚拙，立位不可，心雑音；聴取せず，下腿浮腫なし，間欠的自己導尿施行。
入院時検査所見：血算，凝固能，耐糖能に異常なく，生化学ではAST 56 IU/l，ALT 78 IU/lと軽度の肝障害，NT-proBNP 516 pg/mlと高値であった。室内気での血液ガス分析はpH 7.390，Pa_{CO_2} 52.2 mmHg，Pa_{O_2} 70.1 mmHg，HCO_3^- 30.9 mmol/l，BE 4.6 mmol/lと低酸素血症，高炭酸ガス血症があり，肺胞低換気の所見を認めた。随意的過換気（voluntary hyperventilation）を行わせたところ，pH 7.525，Pa_{CO_2} 38.2 mmHg，Pa_{O_2} 84.1 mmHg，HCO_3^- 30.9 mmol/lと炭酸ガス分圧の有意な改善を認めた。
入院時画像所見（図1）：胸部単純X線写真では心拡大と両肺の容積減少を認めた。
頭部MRI，脳血流シンチ（図2）：頭部MRI；橋底部に十字状高信号，小脳脚の萎縮を認めた。橋底部の萎縮が強く，橋腹側は直線状を呈していた。脳血流シンチ；小脳，脳幹部の集積低下を認めた。
肺機能検査（図3）：TLC 3.68 l 66.1％，RV 2.14 l 108.1％，VC 1.92 l 57.1％，FEV_1 1.70 l 66.7％，FEV_1％（G）79.8％，D_{LCO} 70.8％，D_{LCO}/VA 105.9％。フローボ

[*1] MSA：multiple system atrophy（多系統萎縮症）

リューム曲線（図3）から，下行脚が下に凸で気流制限（フローリミテーション）を呈していたことから，末梢気道病変が疑われた。気道可逆性試験を行ったが，FEV_1の変化は0.08 lの減少，5.1％の低下であり，有意な変化は認めなかった。

心臓超音波検査：左室駆出率（EF）75.4％，左室壁運動 異常なし，三尖弁閉鎖不全（軽度），推定平均右室圧 24 mmHg。軽度左室肥大，左房拡大を認めた。

右心カテーテル検査：cardiac index（CI）2.39 l/mi/m²，pulmonary capillary wedge pressure（PCWP）17 mmHg，pulmonary artery（PA）36/14（23）mmHg，pulmonary

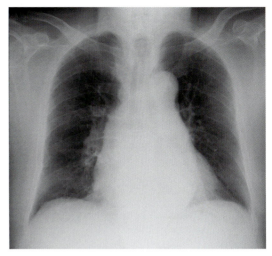

図1　胸部単純X線写真

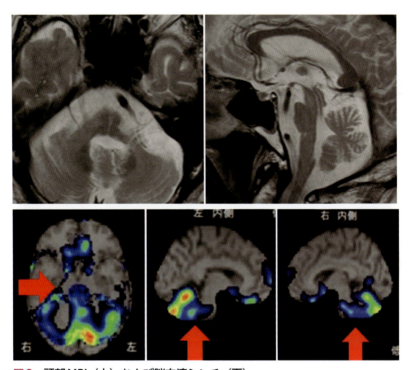

図2　頭部MRI（上）および脳血流シンチ（下）

vascular resistance（PVR）169 dyne.sec.cm^{-5}。PCWPが上昇しており，左心負荷の所見を認めた。

入院後経過：睡眠時無呼吸症候群精査のため入院となったMSAの患者。ポリソムノグラフィー検査を実施し，無呼吸指数18.4（中枢性1.0，閉塞性17.4），低呼吸指数17.9，無呼吸低呼吸指数36.3と重症の閉塞型無呼吸低呼吸を認め，持続的経皮P_{CO_2}/S_{pO_2}モニタリングシステムであるTOSCAの結果，mean 55.0 mmHg，max 60.0 mmHgと睡眠時のCO_2貯留を認めた。本例はBMI 33，高二酸化炭素血症，重症の睡眠呼吸障害を認め，肥満低換気症候群の範疇に入るため経鼻的持続陽圧呼

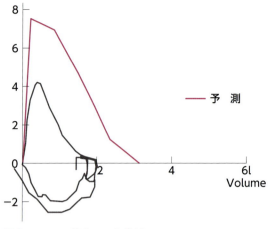

図3 フローボリューム曲線

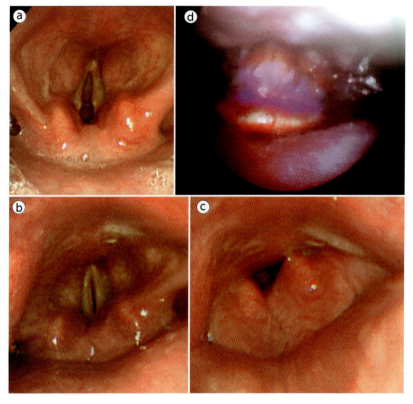

図4 気管支鏡検査
　　a. 覚醒・吸気時，b, c. ジアゼパム鎮静・吸気時，d. 鎮静・CPAP 10cmH$_2$O。

吸（CPAP[*2]）療法の適応となるが，MSAでは睡眠中に声帯開大不全やfloppy epiglottisが出現することがあり，状態によってはCPAPや非侵襲的陽圧換気（NPPV[*3]）療法で呼吸状態が悪化することがあるため，覚醒時および薬物睡眠負荷時に気管支鏡を用いて声帯運動などを観察した。覚醒時では，吸気時に声帯が開くもののすぐに狭小化する所見が得られた（図4a）。ジアゼパムを用いて鎮静し観察したところ，吸気時にわずかに声帯が開大する程度で，時折声帯が胸腔側

[*2] CPAP：continuous positive airway pressure（経鼻的持続陽圧呼吸）
[*3] NPPV：noninvasive positive pressure ventilation（非侵襲的陽圧換気療法）

へ落ち込みさらに狭小化する所見を認めた（図4b, c）。ジアゼパム鎮静下で，さらにCPAP（10cmH$_2$O）を装着し観察したところ，喉頭蓋が咽頭後壁に付着するfloppy epiglottisを認めた（図4d。後述するが，floppy epiglottisがあるとCPAPやNIPPVによる陽圧換気で気道閉塞を悪化させることが報告されており，本例の場合CPAP装着は難しいと考えられた)。紹介医に報告し，今後気管切開術を検討することとなり退院した。

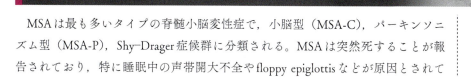

CPAPが禁忌の睡眠時無呼吸に気をつけろ！

疾患の解説

　MSAは最も多いタイプの脊髄小脳変性症で，小脳型（MSA-C），パーキンソニズム型（MSA-P），Shy–Drager症候群に分類される。MSAは突然死することが報告されており，特に睡眠中の声帯開大不全やfloppy epiglottisなどが原因とされている。

　声帯外転麻痺の機序は，延髄疑核の神経細胞が脱落し声帯外転筋である後輪状披裂筋の神経原性萎縮による麻痺性要素と，核上性障害によって声帯内転筋の甲状披裂筋が吸気時に筋緊張亢進を起こす非麻痺性要素の両者の混合によって生じる可能性が推察されている[5]。floppy epiglottisの機序は，延髄疑核の神経変性[3]や，舌骨喉頭蓋靭帯の萎縮が関連している可能性[6]が考えられている。

　MSA 47例（MSA-C 34例，MSA-P 13例）を対象とした検討[1]の結果，5年間の追跡が可能であった45例のうち10例が亡くなり，7例が突然死，肺炎，窒息，肺癌が各1例であった。突然死のうち，6例は睡眠中に死亡していることから，MSAの突然死の多くは睡眠時に発生する可能性が考えられた。また，突然死の死亡例2例に気管切開術が導入されていたことから，死因に上気道閉塞以外のメカニズムの可能性も示唆された[1]。

　突然死のメカニズムとしては，①喀痰，食物，睡眠呼吸障害による窒息，②中枢性呼吸調節障害，③floppy epiglottis，④心臓自律神経障害，が提唱されている[2]。Shimohataら[3]は，MSA患者21例の喉頭を内視鏡にて観察し，3例（14％）に声帯外転麻痺を認め，ジアゼパムまたはプロポフォールを用いた鎮静下では20例中9例（45％）に認めている。さらに，同研究では，鎮静下で11例（55％）に声帯以外のレベルでの上気道閉塞を認め〔舌根部（4例），軟口蓋（4例），喉頭蓋（5例）〕，喉頭蓋での閉塞は，吸気時に喉頭蓋が声門に引き込まれるfloppy epiglottisであった，と報告している[3]。さらに，AHI 39.5±26.6/hrを呈するMSA患者17例（MSA-

C 14例，MSA-P 3例）にCPAPを装着し，喉頭内視鏡で声帯や喉頭蓋の変化を観察した報告[4]では，覚醒時には1例もfloppy epiglottisは見られなかったが，プロポフォール鎮静下では12例（71％）にfloppy epiglottisが見られ，3例は重症，9例は軽症であった。重症例はCPAPで気道狭窄が改善することはなく，軽症の9例中7例では気道狭窄は改善したものの，2例ではCPAPによってfloppy epiglottisが重症化し酸素飽和度の低下を認めている[4]。上記より，MSA患者の睡眠時無呼吸へのCPAP導入に際しては慎重な検討が必要と思われる。

主治医のつぶやき

　覚醒時および薬物睡眠負荷時，気管支鏡観察下に奇異性声帯運動を確認し得たMSAを経験した。本例はMSAが未診断であった場合，肥満低換気症候群と診断され，CPAP適応とされる。しかし，本例は睡眠負荷CPAP装着下でfloppy epiglottisが観察され，CPAPによる窒息の可能性が高いと判断されたため，CPAPは導入せずに気管切開術を検討することとなった。

　CPAP治療後，AHIの改善が認められない閉塞型睡眠時無呼吸症例は，背景にMSAが隠れている可能性を考慮し，薬物睡眠負荷下気管支鏡検査による声帯観察を行うことも検討する必要があると考えられた。

【文　献】

1) Shimohata, Ozawa T, Nakayama H, et al. Frequency of nocturnal sudden death in patients with multiple system atrophy. J Neurol 2008; 255: 1483-5.
2) 下畑享良，西澤正豊．MSAの臨床症候：睡眠障害と突然死．Clin Neurosci 2013；31：308-11.
3) Shimohata T, Shinoda H, Nakayama H, et al. Daytime hypoxemia, sleep-disordered breathing, and laryngopharyngeal findings in multiple system atrophy. Arch Neurol 2007; 64: 856-61.
4) Shimohata T, Tomita M, Nakayama H, et al. Floppy epiglottis as a contraindication of CPAP in patients with multiple system atrophy. Neurology 2011; 76: 1841-2.
5) 磯崎英治．孤発性脊髄小脳変性症：多系統萎縮症における上気道閉塞．神研の進歩 2006；50：409-19.
6) 相澤直孝，高橋　姿，西澤正豊．症例をどうみるか：floppy epiglottisを呈した多系統萎縮症例．JOHNS 2012；28：248-50.

▼症状（発語困難），画像パターン（脳梗塞巣）

CASE 14　35歳の若さで脳梗塞を発症し，肥満低換気症候群と診断された症例

櫻井　啓文

症　例

患　者：35歳，男性。
入院理由：睡眠時無呼吸症候群の精査。
既往歴：特記事項なし。
生活歴：喫煙；20歳台に数本，機会飲酒，アレルギー，特記事項なし。
現病歴：X年12月初旬早朝，発語ができない患者を家族が発見した。前医に救急搬送となり，失語は認めたものの，明らかな麻痺は認めなかった。頭部MRI検査で左中大脳動脈の領域に梗塞巣を認めたが，発症時期が不明であり保存的加療が行われた。心房細動があり心原性脳塞栓症と診断され，ダビガトランの内服が開始された。収縮期血圧150～160 mmHgで経過し，心臓超音波検査でEF 27%，壁運動の低下を認めたため，循環器内科にコンサルテーションし，ジゴキシン，フロセミド，スピロノラクトンが開始された。夜間睡眠時にSp_{O_2} 50%と低下したため，bilevel PAP[*1]療法が導入された（初期設定；Fi_{O_2} 0.3, IPAP/EPAP 13/8，換気回数12回）。睡眠時無呼吸症候群が疑われたが，前医では検査器具がないとのことで，睡眠時無呼吸症候群精査のため5日後に当院に転院となった。
内　服：前医に入院するまでは内服なし。（前医から）ジゴキシン（0.25 mg）1T1x，フロセミド（40 mg）1T1x，スピロノラクトン（25 mg）1T1x，ダビガトラン（75 mg）4C2x，ランソプラゾール（30 mg）1T1x。
入院時現症：身長176 cm，体重115 kg，BMI 37，血圧124/88 mmHg，心拍数62回/分 不整，体温36.5℃，Sp_{O_2}（酸素4 l/分 吸入下）99%，GCS E4V3M6，呼吸音清，心雑音；聴取せず，下腿浮腫なし，明らかな四肢麻痺なし，指示動作追従可能。
入院時検査所見：白血球，血小板は異常なく，Hb 17.8 g/dlと高値であった。AST 81 IU/l，ALT 121 IU/l，LDH 408 U/l，γ-GTP 66 IU/l，CRP 2.4 mg/dlと肝胆道系酵素，炎症反応の軽度上昇を認め，NT-proBNP 900 pg/mlと高値であった。腎機能，凝固能に異常なく，糖尿病は認めなかった。酸素4 l/分投与下での覚醒時の血液ガス分析はpH 7.404，Pa_{CO_2} 47.8 mmHg，Pa_{O_2} 75.8 mmHg，HCO_3^- 29.2 mmol/l，BE 3.3 mmol/lと低酸素血症，高炭酸ガス血症を認めた。

[*1] bilevel PAP：bilevel positive airway pressure（バイレベル陽圧換気）

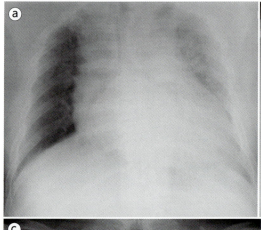
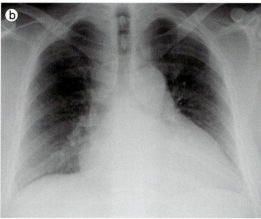
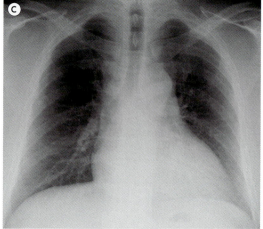

図1 胸部X線写真
a. 前医入院，b. 転院時，c. 入院28日目

前医画像所見：胸部単純X線写真（図1a）では著明な心拡大と両肺の容積減少を認めた。頭部MRIの拡散強調画像（図2）で左側頭葉を中心とした高信号を認めた。

入院時画像所見（図1b）：前医の胸部単純X線写真と比較し，心拡大はやや改善していたものの残存していた。ほか，肺野には異常陰影認めなかった。

入院後経過：入院時は酸素（4l/分）を使用し，夜間や睡眠時はbilevel PAPを使用している状態であった。状態をみながら徐々に酸素投与量を減量し，day6は室内気でSpO_2が維持できるようになった。前医の心臓超音波検査ではEF 27％，左室壁運動低下，推定右室圧41 mmHgと肺高血圧を疑う所見を認めていた。造影CT検査を施行したが血栓塞栓症を疑う所見は認めなかった。day6に施行した心臓超音波検査では心房細動があるもののEF 41〜45％となり，推定平均肺動脈圧は12 mmHgと改善を認めた。day12に終夜睡眠ポリソムノグラフィー検査（図3）を施行し，AHI 36.4と重症の閉塞型無呼吸低呼吸を認め，持続的経皮P_{CO_2}/SpO_2モニタリングシステムであるTOSCAの結果，推定平均$PaCO_2$ 55.2 mmHg，

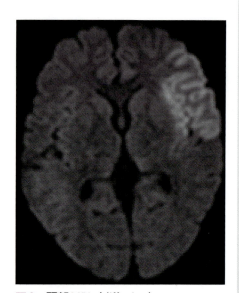

図2 頭部MRI（diffusion）

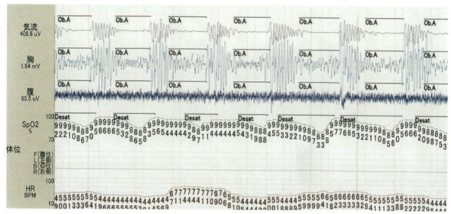

図3 終夜睡眠ポリソムノグラフィー検査（入院12日目）

推定最大 Pa_{CO_2} 61.0 mmHg と睡眠時の CO_2 貯留を認めた。day13 に右心カテーテル検査を施行し，cardiac index（CI） 2.82 l/min/m^2，pulmonary capillary wedge pressure（PCWP） 10 mmHg，pulmonary artery（PA） 28/12（18） mmHg，pulmonary vascular resistance（PVR） 105.28 dyne.sec.cm^{-5} という結果であり，肺高血圧や左心不全の所見は認めなかった。高度の肥満，日中の高度の傾眠，慢性の高二酸化炭素血症，重症の睡眠呼吸障害を認め，肥満低換気症候群と診断した。この時点で覚醒時の Pa_{CO_2} は 40 mmHg と改善を認めた。睡眠中 CO_2 は貯留していたものの肥満低換気症候群は重症の閉塞型睡眠時無呼吸と考えられるため，1月より CPAP 療法へ変更した（auto CPAP 4〜14）。day28 の胸部単純X線写真で心拡大は改善を認め（図1c），心臓超音波検査は EF 69％ と回復し，壁運動も改善を認めた。NT-proBNP 494 pg/ml と入院時よりも低下を認めた。CPAP 装着下で終夜睡眠ポリグラフ検査を再検し，AHI 4.6 と改善を認め，TOSCA（CPAP 装着下）も mean CO_2 53.0，max CO_2 57.0 と低下を認めた。退院後は近医でリハビリテーションを継続することとし退院した。

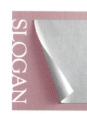

肥満に潜む重大疾患を見逃すな！

疾患の解説

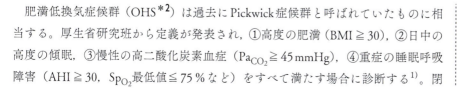

肥満低換気症候群（OHS[*2]）は過去に Pickwick 症候群と呼ばれていたものに相当する。厚生省研究班から定義が発表され，①高度の肥満（BMI ≧ 30），②日中の高度の傾眠，③慢性の高二酸化炭素血症（Pa_{CO_2} ≧ 45 mmHg），④重症の睡眠呼吸障害（AHI ≧ 30，Sp_{O_2} 最低値 ≦ 75％ など）をすべて満たす場合に診断する[1]。閉

[*2] OHS：obesity hypoventilation syndrome（肥満低換気症候群）

塞型睡眠時無呼吸（OSA*3）患者は一般人口と比べ，高血圧症（約2倍），虚血性心疾患（約2～3倍），脳血管障害（約3～5倍）の合併が多いとされており[2]，AHI≧30の重症となると，心室性期外収縮，心房細動，Ⅱ度房室ブロックの発生頻度が増え，特に心房細動は対照群（AHI＜5）と比べ約4倍の頻度に増加すると報告されている[3]。TrakadaらはOHS患者とOSAS患者の合併症の比較では有意差を認めなかったものの，高血圧（52.6％ vs. 40％，$p=0.283$），糖尿病（23.7％ vs. 12％，$p=0.128$）を高率に合併し，さらにうっ血性心不全（13.2％ vs. 2.9％，$p=0.026$）に関してはOHS患者に有意に多かったと報告している[4]。またKesslerらによると，有意差をもって肺高血圧症を合併する頻度が高いようである（58％ vs. 9％，$p=0.001$）[5]。さらに，OHS患者47人を18カ月間経過観察したNowbarらの報告では，死亡率は23％であり，肺胞低換気を伴わない単純肥満群では9％であった[6]。以上よりOHSは高率に循環器系疾患を合併し，OSAより予後不良な疾患であるといえる。

*3 OSA：obstructive sleep apnea（閉塞型睡眠時無呼吸）

主治医のつぶやき

　脳梗塞発症を契機にOHSと診断した症例を経験した。本患者は特に既往はなかったが，OHSから心房細動，うっ血性心不全を発症し脳梗塞に至ったと考えられた。複数の文献から，OHSは高率に循環器系疾患を合併することが報告されており，OSAと比べより予後不良な疾患であると捉えることが必要である。

　現在，本患者はCPAP治療を継続しており，心不全の悪化はなく，失語に関してもリハビリテーションによってある程度の会話は可能となった。

　若年者であっても肥満を伴うOSA例については，全例動脈血ガス分析を実施し高炭酸ガス血症の有無を調べ，OHSの有無を検討することが非常に重要であることをこの症例から学んだ。

【文献】

1) 栗山喬之．厚生省特定疾患呼吸器系疾患調査研究班呼吸不全調査研究班研究報告書（平成9年度）．1998：1-11．
2) Partinen M, Guilleminault C. Daytime sleepiness and vascular morbidity at seven-year follow-up in obstructive sleep apnea patients. Chest 1990; 97: 27-32.
3) Mehra R, Benjamin EJ, Shahar E, et al. Association of nocturnal arrhythmias with sleep-disordered breathing: The Sleep Heart Health Study. Am J Respir Crit Care Med 2006; 173: 910-6.
4) Trakada GP, Steiropoulos P, Nera E, et al. Prevalence and clinical characteristics of obesity hypoventilation syndrome among individuals reporting sleep-related breathing symptoms in northern Greece. Sleep Breath 2010; 14: 381-6.
5) Kessler R, Chaouat A, Schinkewitch P, et al. The obesity-hypoventilation syndrome revisited: a prospective study of 34 consecutive cases. Chest 2001; 120: 369-76.
6) Nowbar S, Burkart KM, Gonzales R, et al. Obesity-associated hypoventilation in hospitalized patients: prevalence, effects, and outcome. Am J Med 2004; 116: 1-7.

▼症状（労作時呼吸困難），画像パターン（肺胞性陰影，容積減少）

CASE 15 レジオネラ肺炎治療後に労作時呼吸困難が進行した続発性の器質化肺炎症例

根本　健司

症例

患　者：67歳，男性。
主　訴：労作時呼吸困難感。
既往歴：63歳；糖尿病，脂質異常症。
生活歴：喫煙；10本×12年，30歳で禁煙。機会飲酒。
職　業：エアコンの取り付けなどの空調関係。
現病歴：X年6月に発熱と咳嗽，呼吸困難感を主訴に前医受診。左肺炎像と尿中レジオネラ抗原陽性の結果，またほかに明らかな原因菌を認めなかったことからレジオネラ肺炎と診断され，ただちにシプロフロキサシンによる加療が開始された。3週間の治療ののちに臨床症状と検査所見の改善を得たことから同院を退院された。しかしながら徐々に労作時呼吸困難感の悪化を認め，治療終了から約1カ月後の同年8月に当院へ紹介入院となった。
入院時現症：身長166cm，体重56kg，BMI 20.3。意識清明，体温36.2℃，血圧112/67mmHg，脈拍67回/分 整，呼吸数16回/分，SpO_2 98%（室内気下）。表在リンパ節は触知せず。胸部；呼吸音は清，ラ音聴取せず。心雑音なし。腹部；平坦かつ軟で圧痛なし。四肢；チアノーゼなし。浮腫なし。
入院時検査所見：血算と生化学所見に有意な異常所見はなく，CRPも陰性。KL-6とSP-Dは，それぞれ226（0〜500 U/ml），28.5（0〜110 ng/ml）と正常範囲で，抗核抗体陰性，ANCAを含めた各種自己抗体も陰性であった。尿中レジオネラ抗原は陰性で，喀痰検査でも有意な所見は得られなかった。
画像所見：レジオネラ肺炎診断時の胸部X線写真は，左中下肺野を中心としたすりガラス影と浸潤影を認め（図1a），レジオネラ肺炎に対する治療終了時には左上肺野と下肺野に浸潤影と左肺の容積減少が出現していた（図1b）。そして治療終了から約1カ月後の当院受診時の胸部X線写真は，治療終了時に見られた浸潤影は消退傾向を示していたが，左肺の容積減少は残存していた（図1c）。その際の胸部CT画像は，左S^{1+2}と左S^6を中心に，周囲に線状影やすりガラス影を伴う気管支血管周囲に拡がる浸潤影を認め，内部には一部拡張した気管支がみられた（図2）。

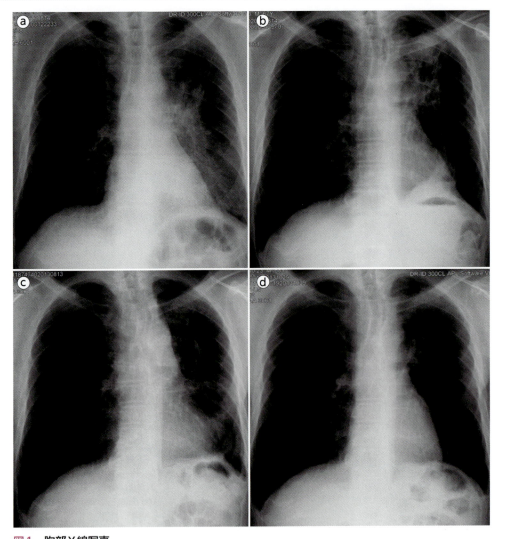

図1　胸部X線写真
　a．レジオネラ肺炎診断時，b．肺炎治療終了時，c．肺炎治療1カ月後，d．ステロイド治療後。

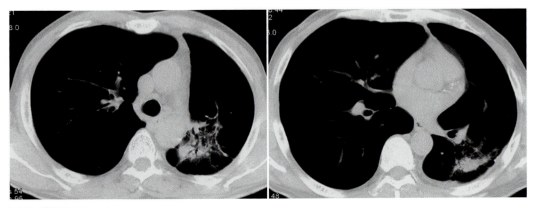

図2　胸部CT
　肺炎治療1カ月後（当院受診時）。

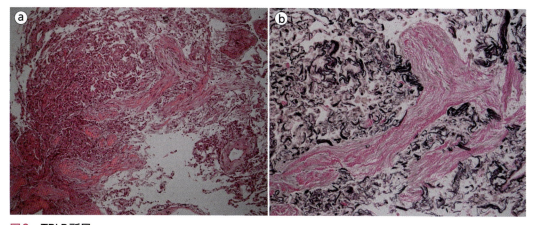

図3　TBLB所見
　a. HE（×100），b. EVG（×200）。

入院後経過：入院後，気管支鏡検査を施行し，左S^{1+2}で気管支肺胞洗浄（BAL）を行った。結果は，総細胞数が13.0×10^5/ml，分画ではリンパ球が64.0％と，リンパ球優位の細胞数の上昇を認めた。CD4/8比は，0.34と低値であった。経気管支肺生検（TBLB）では，肺胞腔内に線維芽細胞が浮腫性に増殖するポリープ状器質化の病理所見が得られ（図3），本症例はレジオネラ肺炎後に生じた続発性の器質化肺炎と診断した。診断後，ただちにプレドニゾロン（0.5 mg/kg/day）の投与を開始したところ呼吸困難感は速やかに改善し，画像所見も左肺野の浸潤影はほぼ消失し，わずかに縦隔の患側偏位と容積減少は残存しているものの，左肺含気の有意な改善を得た（図1d）。プレドニゾロンは漸減し12週後に中止した。治療終了から約6カ月経過した現在も，呼吸状態や陰影の悪化は見られず経過良好である。

肺炎の後にまた（器質化）肺炎。
遅れて出てくる合併症に注意せよ！

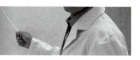

疾患の解説

　本症例はレジオネラ肺炎治療後に，肺容積の減少を伴う肺胞性陰影が残存し，続発性器質化肺炎の診断に至った症例である。器質化肺炎は特発性（cryptogenic organising pneumonia：COP）と続発性（secondary organising pneumonia：SOP）に分けられ，SOPの原因としては，膠原病や各種薬物，そして感染症（細菌，ウイルス，真菌，寄生虫）などさまざまな要因が挙げられる[1]。Sveissonらは感染症に関連したSOP 21例を検討し，そのうち6例が肺炎球菌，5例がインフルエンザ桿菌

と報告し[2]，いわゆる市中肺炎の起因菌病原体によるSOPが臨床の場において多いと思われる．一方，レジオネラ肺炎は一般臨床で出会うことの比較的少ない感染症であるが，ほかの細菌性肺炎と比較し器質化しやすく[3]，菌消失後も肺線維化を伴い呼吸障害が遷延するとした報告がある[4]．実際に，本症例と同様にレジオネラ肺炎後のSOPに関する報告はいくつか散見される[5)～7)]．レジオネラ菌による肺障害の原因は，菌由来の組織破壊性蛋白分解酵素が肺胞基底膜を破壊し，肺胞マクロファージが線維芽細胞を刺激することによると考えられている[8]．そのため，レジオネラ肺炎後の器質化肺炎発症の機序は今のところ不明ではあるが，菌由来のプロテアーゼを含めた菌体成分の一部が治療後に残存した結果，炎症性の後遺症として器質化肺炎を呈した可能性も推測される．

一般的にCOPとSOPは，どちらもステロイド反応性が良好とされるが，ステロイドの使用量や治療期間についてのコンセンサスは得られていないのが現状である．Cordier[1]は，COPに対する初期量として0.75～1.5 mg/kg/dayのプレドニゾロンで開始し4～6週間の治療後に漸減することを推奨しているが，Drakopanagiotakisら[9]は，より少ないプレドニゾロン（0.5～0.75 mg/kg/day）でも十分に治療可能であるとしている．SOPの治療法は，原因となる疾患の治療に加えてCOPと同様のステロイド治療が行われているが，本症例も0.5 mg/kg/dayのプレドニゾロンで速やかな改善が得られている．

主治医のつぶやき

本症例は，レジオネラ肺炎治療終了から約1カ月後にSOPの診断となりステロイド治療を開始した．それにより臨床所見と画像所見の改善を得ているが，縦隔の患側偏位と容積減少は治療終了から約6カ月経過した現在もなお残存している．レジオネラ肺炎治療におけるステロイド併用のエビデンスはないが，本症例においては，より早期にステロイド投与を行うことで器質化または線維化の進行を抑制し，肺の不可逆的な変化を防げた可能性も考えられる．本症例の場合，後方視的にレジオネラ肺炎治療終了時の胸部X線写真を確認すると，新たな陰影の出現や患側肺の容積減少が見られている．この時点で，気管支鏡検査（BAL，TBLB）を考慮してもよかったかもしれない．

最後に，本症例の教訓として，感染症治療後に新たな陰影の出現や容積減少を伴うような肺胞性陰影の残存が見られた場合，SOPの可能性も念頭に置き，早期診断と治療のためにも，気管支鏡検査を含む精査を考慮すべきであると考える．

【文　献】

1) Cordier JF. Cryptogenic organising pneumonia. Eur Respir J 2006; 28: 422-46.
2) Sveinsson OA, Isaksson HJ, Sigvaldason A, et al. Clinical features in secondary and cryptogenic organising pneumonia. Int J Tuberc Lung Dis 2007; 11: 689-94.
3) Hernandez FJ, Kirby BD, Stanley TM, et al. Legionnaires' disease. Postmortem pathologic findings of 20 cases.

Am J Clin Pathol 1980; 73: 488-95.
4) Blackmon JA, Harley RA, Hicklin MD, et al. Pulmonary sequelae of acute Legionnaires' disease pneumonia. Ann Intern Med 1979; 90: 552-4.
5) Sato P, Madtes DK, Thorning D, et al. Bronchiolitis obliterans caused by Legionella pneumophila. Chest 1985; 87: 840-2.
6) Chastre J, Raghu G, Soler P, et al. Pulmonary fibrosis following pneumonia due to acute Legionnaires' disease. Clinical, ultrastructural, and immunofluorescent study. Chest 1987; 91: 57-62.
7) Miyagawa Y, Nagata N, Shigematsu N. Clinicopathological study of migratory lung infiltrates. Thorax 1991; 46: 233-8.
8) Williams A, Baskerville A, Dowsett AB, et al. Immunocytochemical demonstration of the association between *Legionella pneumophila*, its tissue-destructive protease, and pulmonary lesions in experimental Legionnaires' disease. J Pathol 1987; 153: 257-64.
9) Drakopanagiotakis F, Polychronopoulos V, Judson MA. Organizing pneumonia. Am J Med Sci 2008; 335: 34-9.

▼症状(労作時呼吸困難),画像パターン(間質性陰影,容積減少)

CASE 16 典型的臨床所見を欠いた抗ARS抗体(抗KS抗体)陽性間質性肺炎の症例

根本 健司

症例

患　者：72歳,女性。
主　訴：労作時呼吸困難感。
既往歴：55歳；高血圧,65歳；脂質異常症。
家族歴：特記事項なし。
生活歴：喫煙歴なし。機会飲酒。羽毛布団の使用なし。
ペット飼育歴：なし。鳥類との濃厚接触歴なし。
アレルギー歴：なし。
現病歴：X年9月初旬より労作時呼吸困難感を自覚。同年12月に健診で胸部異常陰影を指摘され,当院を受診された。
入院時現症：身長154cm,体重66kg,BMI 27.8。意識清明,体温36.0℃,血圧134/80mmHg,脈拍80回/分 整,呼吸数16回/分,SpO_2 92%(室内気下)。表在リンパ節は触知せず。胸部；両側背側でfine cracklesを聴取。心雑音なし。腹部；平坦かつ軟で圧痛なし。関節；疼痛や腫脹なし。手指；ばち指なし。腫脹や角質化病変なし。筋；自発痛や把握痛,筋力低下なし。皮膚；異常所見なし。レイノー現象なし。
入院時検査所見：血算は正常。LDHが325(119〜229)U/lと軽度上昇。CKやアルドラーゼの筋原性酵素の上昇はなく,CRPも陰性であった。KL-6とSP-Dは,それぞれ5,047(0〜500)U/ml,406.0(0〜110)ng/mlと著明に上昇していた。抗核抗体陰性,抗Jo-1抗体を含めた各種自己抗体も陰性であった。血液ガスは,(室内気下)pH 7.470,PCO_2 40.9,PO_2 67.4,HCO_3^- 29.1,A-aDO_2 31.5とPO_2の低下とA-aDO_2の開大を認めた。呼吸機能検査は,VC 1.80 l,%VC 80.4%,FEV_1 1.5 l,%FEV_1 92.0%,TLC 3.05 l,%TLC 82.0%,%D_{LCO} 67.5%と拡散能障害を認めた。また,6分間歩行検査(6MWT)では,歩行距離が280mと運動耐容能の低下と,歩行時最低SpO_2が85%と低酸素血症の労作時増強が確認された。
画像所見：当院受診時の胸部X線写真は,両側下肺野優位にすりガラス影と網状影が広がり,容積減少を認めた(図1a)。胸部CT画像では,両側下葉優位に,牽引性気管支拡張と著明な容積減少を伴う気管支血管束に沿ったすりガラス影と網

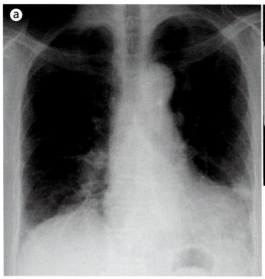

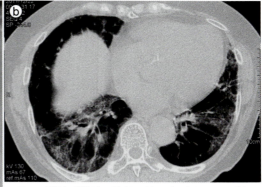

図1 当院受診時の胸部X線写真（a）および胸部CT（b）

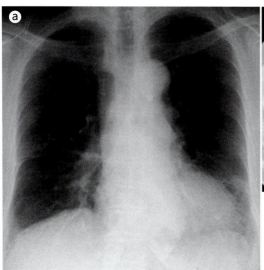

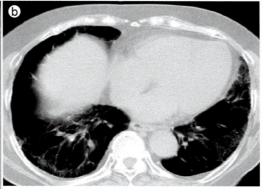

図2 治療開始2カ月後の胸部X線写真（a）および胸部CT（b）

状影，一部浸潤影を認めた．画像上，明らかな蜂窩肺は認めなかった（図1b）．

入院後経過：入院後，気管支鏡検査を施行した．右S^5で気管支肺胞洗浄（BAL）を行った結果は，総細胞数は2.0×10^5/mlと上昇し，分画ではマクロファージが93.0％，リンパ球が5.0％，好中球が1.0％，そして好酸球が1.0％であった．CD4/8比は，0.4と低値であった．経気管支肺生検（TBLB）で得られた病理所見は，軽度のリンパ球浸潤を伴う肺胞隔壁の肥厚像といった間質性肺炎として矛盾しないが非特異的な所見であり，診断や原因の特定には至らなかった．本症例は，非喫煙者で明らかな吸入曝露歴のない女性の間質性肺炎であり，その画像パターンは比較的収縮の強い一部浸潤影を伴うNSIPパターンを呈していたことから，膠原病の関与は否定できないと考えた．われわれは抗アミノアシルtRNA合成酵素抗体（抗ARS抗体）に伴う間質性肺炎の可能性を考え，抗ARS抗体を測定したところ，抗KS抗体陽性であった．つまり，本症例は抗KS抗体陽性の肺病変先行型間質性

肺炎の可能性が考慮された。間質性肺炎と診断後，ただちにメチルプレドニゾロン1,000 mg/dayによるステロイドパルス療法を行い，引き続きプレドニゾロン（0.5 mg/kg/day）とアザチオプリン（50 mg/day）による後療法を開始した。治療開始後，速やかに呼吸困難感は改善。治療開始2カ月後の呼吸機能検査は，VC 2.15 l，%VC 96.4％，%D_{LCO} 80.4％に改善し，6MWTにおいても，歩行距離（310 m）と歩行時最低Sp_{O_2}（92％）の上昇が得られ，胸部X線写真とCT画像も，陰影の軽度残存はあるものの有意な改善を認めた（図2a, b）。プレドニゾロンは維持量とした10 mg/dayまで緩徐に減量した。治療開始から約1年経過した現在も，呼吸状態や陰影の悪化はみられず経過良好である。

SLOGAN

NSIP，気管支血管束に沿った浸潤影と容積減少は，症状なくとも抗ARS抗体症候群を疑え！

疾患の解説

　本症例は抗Jo-1抗体陰性で典型的な身体所見を欠いていたが，画像所見から抗ARS抗体症候群による肺病変を疑い抗ARS抗体を測定したことで，原因の特定に至った間質性肺炎の症例である。

　抗ARS抗体は筋炎特異的自己抗体に含まれ，抗Jo-1抗体を含め8種類（抗PL-7抗体，抗PL-12抗体，抗OJ抗体，抗EJ抗体，抗KS抗体，抗Zo抗体，抗Ha抗体）が同定されている[1)～3)]。そして抗ARS抗体陽性例は，高率に筋炎，間質性肺炎，多発関節炎，手指の落屑と亀裂を伴う角質化病変（mechanic's hand）を認め，抗ARS抗体症候群と呼ばれる比較的均一の臨床像を呈することが知られている[4)]。しかしながら，Hamaguchiらは，166例の抗ARS抗体陽性患者を後方視的に検討し，各抗ARS抗体間でその臨床像に違いがあることを報告している[5)]。その中で，抗Jo-1，EJ，PL-7抗体は筋炎と，一方で抗KS，OJ抗体は間質性肺炎と関連が強い傾向にあるとしている。またHirakataらも，抗KS抗体陽性患者8例を検討し，筋炎を伴わない間質性肺炎が特徴であることを報告している[6)]。これらの検討から，抗KS抗体陽性である本症例が，筋炎症状を伴わない間質性肺炎を呈したことは上記報告[6)]と矛盾しないものと思われる。

　Okayasuらは，組織でNSIPと診断された抗KS抗体陽性の2例を報告している[7)]。2例とも筋炎などの臨床所見に乏しい間質性肺炎症例であり，それらの画像所見は，本症例と同様に，両側下葉の気管支血管束に沿った浸潤影と容積減少を特徴としていた。以上のことから，抗ARS抗体症候群を疑う身体所見がない場合でも，これらの画像所見が診断の一助となり得る可能性があると思われる。

抗ARS抗体症候群の間質性肺炎に対する治療に関しては，コンセンサスが得られていないのが現状である．しかしながら，抗ARS抗体症候群とPM/DMの類似性を考慮すると，PM/DMによる間質性肺炎に準じた治療が有効であるかもしれない．PM/DMに合併する間質性肺炎に関しては，ステロイド単独に比べ，免疫抑制薬の併用が有効と報告されている[8]．そのため，本症例でも免疫抑制薬の併用治療を選択し，部分的な改善効果が得られている．Yoshifujiらは間質性肺炎を伴うPM/DM患者41例を検討し，抗ARS抗体陽性群は陰性群と比較し再燃率が高いことも報告しており[9]，本症例に関しても今後十分な経過観察が必要と思われる．

主治医のつぶやき

　本症例は，抗ARS抗体の測定をしなければ原因不明NSIPの診断となっていた．本抗体の測定は，治療方針や病態の理解，臨床経過の把握のため重要と考える．そのため，本症例のように原因不明間質性肺炎症例の中で抗ARS抗体の測定が必要となるフェノタイプの特定が望まれる．本症例を経験して，両側下葉の気管支血管束に沿ったすりガラス影や浸潤影を呈し，特に容積減少を伴うような陰影が見られた場合，抗ARS抗体症候群の関与を疑う必要があると思われた．

【文　献】

1) Hirakata M, Suwa A, Nagai S, et al. Anti-KS: identification of autoantibodies to asparaginyl-transfer RNA synthetase associated with interstitial lung disease. J Immnol 1999; 162: 2315-20.
2) Betteridge Z, Gunawardena H, North J, et al. Anti-synthetase syndrome: a new autoantibody to phenylalanyl transfer RNA synthetase (anti-Zo) associated with polymyositis and interstitial pneumonia. Rheumatology (Oxford) 2007; 46: 1005-8.
3) Hashish L, Trieu EP, Sadanandan P, et al. Identification of autoantibodies to tyrosyl-tRNA synthetase in dermatomyositis with features consistent with anti-synthetase syndrome. Arthritis Rheum 2005; 52: S312.
4) Targoff IN. Autoantibodies in polymyositis. Rheum Dis Clin North Am 1992; 18: 455-82.
5) Hamaguchi Y, Fujimoto M, Matsushita T, et al. Common and distinct clinical features in adult patients with anti-aminoacyl-tRNA synthetase antibodies: heterogeneity within the syndrome. PLoS One 2013; 8: e60442.
6) Hirakata M, Suwa A, Takada T, et al. Clinical and immunogenetic features of patients with autoantibodies to asparaginyl-transfer RNA synthetase. Arthritis Rheum 2007; 56: 1295-303.
7) Okayasu K, Ohtani Y, Takemura T, et al. Nonspecific interstitial pneumonia (NSIP) associated with anti-KS antibody: differentiation from idiopathic NSIP. Intern Med 2009; 48: 1301-6.
8) 宮坂信之．多発性筋炎・皮膚筋炎に合併した間質性肺炎に対するシクロスポリン療法に関する全国調査．厚生省特定疾患自己免疫疾患調査研究班平成11年度研究業績報告書2000：88-97．
9) Yoshifuji H, Fujii T, Kobayashi S, et al. Anti-amynoacyl-tRNA synthetase antibodies in clinical course prediction of interstitial lung disease complicated with idiopathic inflammatory myopathies. Autoimmunity 2006; 39: 233-41.

▶症状（労作時呼吸困難），画像パターン（肺動脈造影，血管の狭小化・途絶）

CASE 17
血栓内膜除去術で肺高血圧は改善したが呼吸不全が増悪した慢性血栓塞栓性肺高血圧症に対して，バルーン肺動脈形成術が有効であった症例

林　士元

症　例

患　者：68歳，男性。
主　訴：労作時息切れ。
家族歴：特記事項なし。
既往歴：発作性心房細動。
生活歴：喫煙20〜42歳，20本/日，43歳から禁煙。吸入歴なし。
現病歴：43歳時，労作時息切れを自覚し，心臓カテーテル検査を受け，肺血栓症および肺高血圧を指摘され，以降，ワルファリンを内服していた。X年4月（68歳）労作時息切れが増悪し，当科へ紹介され，精査入院となった。
入院時現症：NYHA II°，BT 36.5℃，BP 110/50，PR 66回/分，Sp_{O_2} 98％。
入院時検査所見：PT-INR 2.88，D-dimer 0.0μg/ml，NT-proBNP 479.8 pg/ml，KL-6 579 U/ml。その他，血算，一般生化に異常はなく，ANCA，抗核抗体，各種膠原病特異抗体はいずれも陰性であった。
胸部CT（図1）：右S^6優位に軽度の間質性肺炎，右主肺動脈に石灰化した壁在血栓を認め，下行枝まで連続して認められた。
動脈血液ガス分析（room air）：pH 7.462，P_{CO_2} 36.5 mmHg，P_{O_2} 81.4 mmHg，HCO_3^- 25.5 mmol/l，BE 2.0 mmol/l。
右心カテーテル所見：平均肺動脈圧（mPA）40 mmHg，肺血管抵抗（PVR）619.75 dynes.s.cm^{-5}，心拍出量（CO）3.78 l/min，心係数（CI）2.03，肺動脈楔入圧（PCWP）11 mmHg。肺動脈造影（図2）で血管の狭小化，途絶，無血管領域といった所見を認めた。
肺血流シンチグラフィー（図3a）：両肺に多発する陰影欠損。
肺換気シンチグラフィー（図3b）：正常。換気血流のミスマッチを認めた。
入院後経過（図4）：慢性血栓塞栓性肺高血圧症（CTEPH）と診断し，ワルファリンの継続，在宅酸素の導入および血管拡張薬であるタダラフィルによる治療を開始した。X年9月に血栓内膜除去術（PEA）が施行された。術後1年および1年8カ月での評価では，術前に比べて，肺動脈圧，肺血管抵抗の改善を認めたが，酸素化の指標であるP/F ratio，換気血流不均等の指標であるA-aD_{O_2}，6分間歩行で

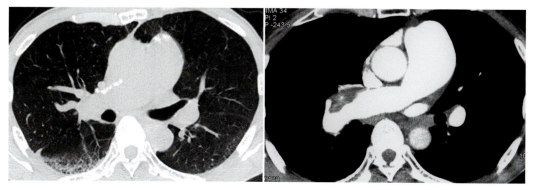

図1 当院受診時の胸部CT

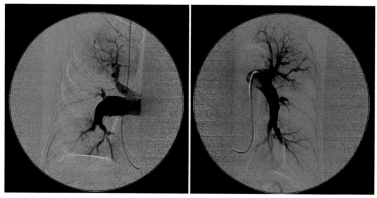

図2 肺動脈造影

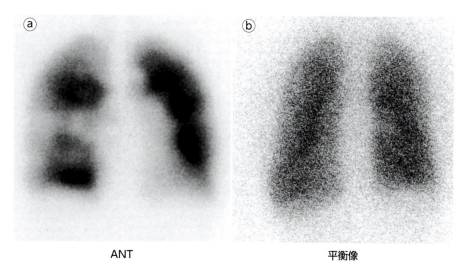

ANT　　　　　　　　　　平衡像

図3 肺血流（a）および肺換気（b）シンチグラフィー

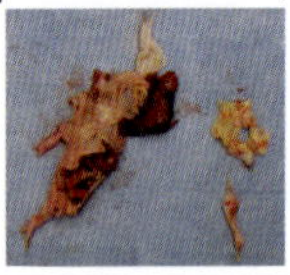

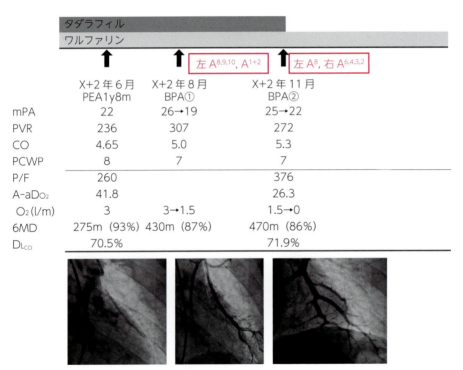

図4 経過表（1）：初診から肺動脈形成術前まで

図5 経過表（2）：バルーン肺動脈形成術前後

の歩行距離，最低S_{pO_2}，必要酸素量の増悪を認めた。

本症例は（図5），左右肺動脈の狭小化した部位に対し，X＋2年8月と11月に数回に分けて，バルーン肺動脈形成術（BPA）を行った。術直後より肺高血圧は改善し，タダラフィルは中止可能となった。その後も改善が続き，リハビリを経て安静時および軽労作時の酸素が中止できるようになるまで，呼吸不全は劇的に改善した。

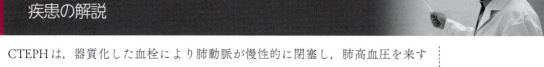

病態生理，肺循環動態の理解が
よりよい治療につながると肝に銘じよ！

疾患の解説

　CTEPHは，器質化した血栓により肺動脈が慢性的に閉塞し，肺高血圧を来す疾患である。予後は，1982年のRiedelらの報告では，平均肺動脈圧が30 mmHg以下の例で5年生存率は約90％と比較的に良好であるのに比し，30 mmHg台では約50％，50 mmHg以上では約10％と極めて不良であった[1]。最近の英国の論文では，2001年以降で手術適応のないCTEPHの1年生存率，3年生存率はそれぞれ82％，70％と報告されている[2]。日本人のCTEPH例の予後に関する報告は極めて少ないが，治療法が存在しなかった1990年以前の国立循環器病センター診断例78例の1年，3年，5年生存率はそれぞれ91.2％，73.7％，65.1％で，英国例とほぼ同等であった[3]。

　本疾患は通常急性肺血栓塞栓症（A-PTE）が慢性化したものと考えられる。しかし，CTEPHには必ずしもA-PTEの病態が明らかでない例や，深部静脈血栓（DVT）の存在が確認できない例が多く存在し，最近ではCTEPHがすべてA-PTEから移行して成立するとの考え方には疑問が生じている[4]。本邦でも2006年度のCTEPH治療給付対象者800人のうち520例の解析では，DVTの頻度は32.1％，A-PTEの既往のあるものは32.7％にすぎなかった[5]。近年，CTEPHの病態に関して肺動脈のsmall vessel diseaseという概念が提唱され始めた[6]。これはCTEPHの発症機序においてA-PTEは単にその端緒にすぎず，一部症例ではその後なんらかの機序により器質化血栓が存在する部位以外にも肺血管のリモデリングが進行し，末梢型CTEPHの完成に至ると考えられた。その証左としてCTEPHには肺動脈性肺高血圧症（PAH）と類似の末梢血管病変が存在する例があることを挙げている[7]。実際，近年PAHの治療薬であるエンドセリン受容体の拮抗薬であるボセンタン，アンブリセンタンやPDE$_5$阻害薬のシルデナフィル，タダラフィル，さらにプロスタグランジン製剤であるエポプロステノールやベラプロストのCTEPHへの応用が開始されており，一定の効果が得られたと報告されている[8)9)]。また，PAHに準じたこれらの治療薬を組み合わせたcombination therapyの可能性も提唱されつつある。

　CTEPHの治療は，血栓再発予防と二次血栓形成予防のための抗凝固療法が第一選択となる。外科的根治術である肺血栓内膜除去術（PEA）は，国内外の限られた施設で施行され，症状，血行動態，酸素化，および長期予後の改善が報告されてきた。高い手術死亡率が問題となっていたが，1,500例のPEAを経験したJamiesonらの報告によると，直近の500例における周術期死亡率は4.4％と低下

し[10]，国内でも近年手術成績が比較的に良好となり[11]，その必要性が改めて認識されるようになった．また，国内では手術不能例や術後肺高血圧残存例に対してバルーンによる肺動脈形成術（BPA）が試みられ，良好な成績が報告されている[11]．

主治医のつぶやき

　CTEPHでは，PEA術直後から肺動脈圧の低下，心拍出量の増加は認められるが，低酸素血症は遷延し，術後約半年経過してから改善する例が多い．これは，肺高血圧に慢性的に曝されていた血管床には，肺高血圧性血管病変（リモデリング）が起こり，その領域で血管抵抗が増加しており，改善するのに時間がかかるためである．しかし器質化血栓より末梢で肺高血圧に曝されていなかった血管床にはそのような血管病変が存在せず，血管抵抗は低い．肺動脈血栓内膜除去術により血流が再開するが，血流は血管抵抗の低い部分に集中し，換気血流分布の不均等を来す．本症例でも術後右下葉の血流が増大し，いわゆるスチール現象を示していた（図5）．しかし術後肺動脈圧の低下した状態がさらに持続すれば，高血圧性血管病変は退縮し，肺血管抵抗は全体的に一様となり，血流分布も均等化する．しかしながら，本症例は術後約2年経過後も低酸素血症は改善せず，左肺動脈に残存した器質化血栓による換気血流不均等の存在と術後，もともと間質性肺炎が優位に存在する右S^6の換気不良領域への血流増加が，さらに換気血流不均等の増悪を来したためと考えられる．そこで，本症例では，残存した血流不良領域に対して，BPAを行ったところ，劇的な改善が得られた．

　病態生理，肺循環動態を理解することで劇的な改善へと導けた症例であり，その理解がいかに大切であるかを痛感した症例である．そして，なによりも"もっとよくなりたい"，"酸素がとれるようになりたい"という患者側の治療意欲，熱意により，主治医が動かされたと感じた症例であった．

【文　献】

1) Riedel M, Stanek V, Widimsky J, et al. Longterm follow-up of patients with pulmonary thromboembolism: late prognosis and evolution of hemodynamic and respiratory data. Chest 1982; 81: 151-8.
2) Condliffe R, Kiely DG, Gibbs JS, et al. Improved outcomes in medically and surgically treated chronic thromboembolic pulmonary hypertension. Am J Respir Crit Care Med 2008; 177: 1122-7.
3) 中西宣文, 京谷晋吾, 佐藤　徹, ほか. 慢性肺血栓塞栓症の肺血行動態と長期予後に関する検討. 日胸疾患会誌1997；35：589-95.
4) Egermayer P, Peacock AJ. Is pulmonary embolism a common cause of chronic pulmonary hypertension? Limitations of the embolic hypothesis. Eur Respir J 2000; 15: 440-8.
5) 田邉信宏. 慢性血栓塞栓性肺高血圧症の成因に関わる肺血管炎の関与. 血栓と循環　2009；17：279-83.
6) Galiè N, Kim NH. Pulmonary microvascular disease in chronic thromboembolic pulmonary hypertension. Proc Am Thorac Soc 2006; 3: 571-6.
7) 中西宣文. 慢性血栓塞栓性肺高血圧症の病態と治療. 呼吸　2009；28：190-6.

8) Bonderman D, Nowotny R, Skoro-Sajer N, et al. Bosentan therapy for inoperable chronic thromboembolic pulmonary hypertension. Chest 2005; 128: 2599-603.
9) 小笠原大介, 江本憲昭, 大塚崇史, ほか. 治療法の選択に苦慮した重症肺血栓塞栓症の1例. Ther Res 2009；30：577-80.
10) Jamieson SW, Kapelanski DP, Sakakibara N, et al. Pulmonary endarterectomy: experience and lessons learned in 1,500 cases. Ann Thorac Surg 2003; 76: 1457-62.
11) 伊藤　浩, 松原広己, 編. 肺高血圧症診療マニュアル：根治を目指す最新の治療指針. 東京：南江堂, 2012.

▼症状（自覚症状なし），画像パターン（心エコー，肺高血圧）

CASE 18 著明な肺高血圧があるにもかかわらず労作時低酸素血症を認めないことを契機に診断し得た多発性末梢性肺動脈分枝狭窄症の1例

林　士元

症例

患　者：41歳，女性。

主　訴（受診動機）：心エコー上の肺高血圧。

家族歴：特記事項なし。

既往歴：風疹胎内感染歴なし，小児期より心雑音を指摘されていた。

生活歴：喫煙10本×21年，現喫煙者。機会飲酒。

現病歴：X年4月（33歳）頃，第2子出産後より動悸，息切れを自覚し，当院初診となった。右心カテーテル含む精査の結果，特発性肺動脈性肺高血圧症（IPAH）と診断された。ワルファリン，ベラプロスト導入で以降症状なく経過したが，外来心エコー上，著明な肺高血圧が持続していため，X＋9年2月に再評価目的のため，入院となった。

入院時現症：両側肺野に連続性の血管性雑音が明瞭に聴取されたが，明らかな心雑音はなかった。

入院時検査所見：血算，一般生化，凝固系に異常はなく，ANCA，抗核抗体，各種膠原病特異抗体はいずれも陰性。

入院時胸部単純X線写真所見（図1）：明らかな異常所見なし。

心エコー：EF 72.9％，右房・右室の拡大，収縮期肺動脈圧（sPAP）89/平均肺動脈圧（mPAP）57 mmHg。

肺血流シンチグラフィー（図2）：右上中肺野の陰影欠損を認める。

動脈血液ガス分析：室内気でpH 7.417，Pa_{O_2} 88.0 Torr，Pa_{CO_2} 33.2 Torr，HCO_3^- 20.9 mM/l。

肺機能検査：VC 2.98 l，％VC 112.5％，FEV_1 2.39 l，FEV_1％ 83.6％，％D_{LCO} 79.0％，D_{LCO}/VA 83.1％。

6分間歩行検査：歩行距離500 m，最低Sp_{O_2} 96％，ボルグスケール4。

入院後経過：入院後行った上記検査の結果，心エコーでは著明な肺高血圧を示すも低酸素血症および労作時のSp_{O_2}低下を認めなかった。右心カテーテル検査でも肺動脈圧69/9（平均29）mmHg，肺血管抵抗380 dynes.s.cm^{-5}，心拍出量4.21 l/min，心係数2.82，肺動脈楔入圧9 mmHgと肺高血圧が確認された。改めて肺動脈造影

(図3)を行い,両側肺動脈末梢に狭窄が多発し,狭窄部より末梢は拡張しており,右A^3は途絶していた。鑑別診断として,慢性肺血栓塞栓症や大動脈炎症候群が考えられたが,小児期から心雑音が指摘されていたこと,長い臨床経過で発熱や炎症所見の上昇など血管炎徴候はなく,大動脈およびその主分枝に病変がみられないこと,さらに特徴的な肺動脈造影所見,狭窄前後での肺動脈圧差(図4)より多発性肺動脈分枝狭窄症と診断した。

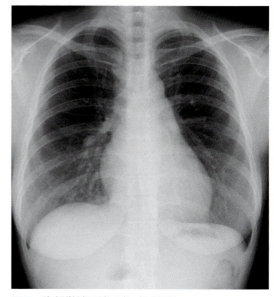

図1　胸部単純Ｘ線写真（入院時）

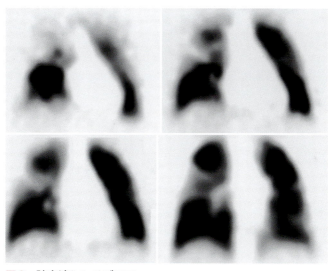

図2　肺血流シンチグラフィー

SLOGAN

症状と所見のギャップには注意せよ。
病態の本質を示す疾患が隠れている！

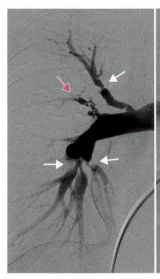
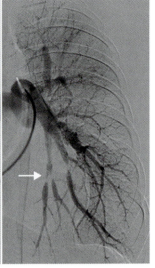

図3 肺動脈造影
左と右で時相にずれあり。

図4 肺動脈カテーテル検査

狭窄前
PA 70/13(34)mmHg

狭窄後
PA 15/10(11)mmHg

疾患の解説

　肺動脈分枝狭窄症は肺動脈幹やその末梢肺動脈に狭窄を来す疾患であり，第6鰓弓動脈の形成異常により狭窄が起きるとされている[1)2)]。母体妊娠中の風疹罹患後の発生が最も多いとの報告があるが，病因としていまだ不明な点が多い[1)〜3)]。1960年代，米国での風疹の大流行以降，本疾患の存在が注目され多くの報告がなされ[4)〜7)]，本邦でも1963年に服部らにより1例目が報告された[8)]。その後，風疹の定期予防接種が導入され大規模な流行が少なくなり，風疹胎内感染に伴う本疾患の発生が減少したと考えられる。

　本疾患の約60％でさまざまな心疾患合併が存在すると報告されている[5)]。また，本症例のように心疾患の合併がなく，肺動脈の狭窄が軽度の場合，自覚症状が乏しく，診断されるに至らない潜在的な症例の割合が多いと考えられる。狭窄後拡張部は血行力学によるjet-effectが原因で，血管内皮の損傷が進行し，血栓形成，喀血，感染の原因となる。

　治療としては，心奇形合併や中枢側のみに狭窄を認めた症例では積極的に外科的手術が施行されており[9)]，小児例では併存する心疾患に対する外科的手術とともに肺動脈狭窄部への経皮的バルーン血管形成術やステント留置術を行う報告もある[10)]。一般に，本疾患には，狭窄部位とその数によるGayの分類[11)]が，外科治療上有用であることからよく用いられている。その分類は，TypeⅠ：肺動脈主幹部または左右主肺動脈の単発性の中枢性狭窄，TypeⅡ：左右肺動脈の分岐部を含む主幹部の狭窄，TypeⅢ：末梢肺動脈の多発性狭窄，TypeⅣ：肺動脈近位部と末梢肺動脈の多発性狭窄，の4つのタイプからなり，TypeⅠ，TypeⅡは外科手術の

よい適応である．しかしながら，本症例のようなTypeⅢの末梢多発例の手術は困難である．一方，肺高血圧の悪化した成人例に対し，プロスタサイクリン（PGI_2）持続静注療法により軽快を得られたとの報告もあり[12]，肺高血圧症に対する血管拡張療法を主とする内科的治療も一定の効果が期待される．本症例は，無症状で肺高血圧の進行も緩徐であったが，右A^3は二次的な血栓形成による閉塞と考え，肺高血圧の進行が危惧されたため，ワルファリンの内服継続に加えアンブリセンタンによる治療を開始し経過観察中である．

主治医のつぶやき

肺高血圧症では，肺血管床の減少に反応して肺拡散能が低下し，さらに換気血流比の不均等分布の増大，心拍出量の低下などにより低酸素血症を示すことが多い．運動負荷時，心拍出量増加による酸素の肺毛細血管通過時間の短縮や逆に心拍出量の増加に制限がかかり，労作時の息切れが顕著になる．6分間歩行で心拍数の上昇に反比例し，Sp_{O_2}の低下を認める症例として，間質性肺炎と肺高血圧は必ず鑑別診断に挙げるようにしている．とりわけ，胸部画像上に異常陰影がなければ，肺高血圧が存在する可能性が高いと推測され，精査を進めるようにしている．一方，肺高血圧を認めるのに労作時Sp_{O_2}低下がない場合，本疾患を念頭に入れる必要がある．

本疾患は，診断根拠の一つにもなるが，主肺動脈と末梢肺動脈に著明な圧格差を認め，末梢肺動脈の肺動脈圧は正常であるため，肺拡散能が保たれ，労作時Sp_{O_2}が低下しない理由と考えられる．また，本症例のように肺動脈造影が診断に重要な役割を果たし，自験例では，間質性肺炎に合併した慢性血栓塞栓性肺高血圧症もあり，肺高血圧症の原因診断時，安易に呼吸器疾患に伴う肺高血圧と決めつけず，積極的に肺動脈造影を検討する必要があると考えられる．

【文　献】

1) 今野草二，重田帝子，赤松曙子．純型肺動脈分枝狭窄症．心臓 1969；1：493-9.
2) Franch RH, Gay BB Jr. Congenitial stenosis of the pulmornary artery branches. A classification, with postmortem findings in two cases. Am J Med 1963; 35: 512-29.
3) 瀬戸武志，田邉信宏，杉本尚昭，ほか．多発性末梢性肺動脈分枝狭窄症の1例．日呼吸会誌 2005；43：755-60.
4) Möller T. A case of peripheral pulmonary stenosis. Acta Paediatr 1953; 42: 390.
5) McCue CM, Robertson LW, Lester RG, et al. Pulmonary artery coarctations. A report of 20 cases with review of 319 cases from the literature. J Pediatr 1965; 67: 222-38.
6) Lees MH, Dotter CT. Bronchial circulation in severe multiple peripheral pulmonary artery stenosis. Circulation 1965; 31: 759-61.
7) Rios JC, Walsh BJ, Massumi RA, et al. Congenital pulmonary artery branch stanosis. Am J Cardiol 1969; 24: 318-25.
8) 服部　淳，山口　繁，山本　勲，ほか．多発性肺動脈枝狭窄症の1例．呼と循　1963；11：63-8.
9) 佐野俊二，横田祥夫，節家直巳，ほか．肺動脈分枝狭窄症の外科治療．日胸外会誌　1985；33：57-63.

10) 唐澤賢祐. 末梢性肺動脈狭窄. 小児内科 2002；34：293-7.
11) Gay BB Jr. French RH, Shuford WH, et al. The roentgenologic features of single and multiple coarctations of the pulmonary artery and branches. Am J Roentgenol Radium Ther Nucl Med 1963; 90: 599-613.
12) 宇野希世子，本間　覚，金本　都，ほか. 30年来の肺高血圧症にプロスタサイクリンの持続静注療法を行った症例の臨床経過. Ther Res 2002；23：2178-9.

▼症状（発熱，咳嗽），画像パターン（浸潤影，空洞）

CASE 19 肺結核時に併存した気管支結核による気管支狭窄が原因と考えられた肺化膿症の症例

福井　紗知，関根　朗雅

症　例

患　者：29歳，女性。
主　訴：発熱，咳嗽。
家族歴：父；糖尿病，長男・長女；喘息。
既往歴：6歳；虫垂炎（手術）。
生活歴：喫煙10本×4年（20～24歳），常用飲酒歴なし
現病歴：X年7月下旬に咳嗽に加え，37℃台の微熱を自覚するようになった。8月上旬には38℃前後の発熱が出現するようになり，当院を受診。胸部X線写真では右上葉に浸潤影を（図1a），胸部CT画像では壁肥厚を伴う空洞性病変と散布性粒状影を認めた（図1b, c）。同日の喀痰抗酸菌塗抹でGaffky 2号，結核菌PCR陽性と判明し，肺結核の診断のもと，HREZ療法＊を開始した。のちに全剤感受性菌と判明し，X＋1年2月に結核治療を終了した。治療終了時の胸部X線写真では右上肺野の浸潤影はほぼ消失した。

　しかしながら，X＋1年7月中旬に39℃の発熱が出現した。1日で解熱し，6日後の定期外来受診時の胸部X線写真では肺結核治療終了時と比較して著変を認めなかったが（図1d），8日後より37～38℃台の発熱が出現・持続するようになり，16日後には乾性咳嗽も出現したために，同日当院を受診。胸部X線写真で肺結核既感染部位である右上肺野に浸潤影の明らかな増強を認めたため，入院となった（図2a）。胸部CT画像では右S^2領域中心に浸潤影を認めた（図2b）。
入院時現症：BT 37.1℃，BP 120/78 mmHg，PR 112回/分，SpO_2 98％（room air）
入院時検査所見：WBC 11,900（Neu 73.6％），Hb 12.0，Plt 34.7，T.P. 7.0，ALB 3.6，AST 14，ALT 9，LDH 123，ALP 145，BUN 9.9，Cr 0.72，CRP 6.99。
入院後経過：入院時の喀痰検査は喀痰喀出困難で施行できなかった。このためエンピリカルに検査入院同日より，セフトリアキソンの点滴を開始した。咳嗽は改善傾向を認めたが，入院5日目の胸部X線写真では，右上肺野の陰影に空洞が出現した（図2c）。同日の超低線量CTでは右S^2領域に一致して浸潤影と同部位に空洞を認めた（図2d）。これを受けて，気管支鏡検査を施行したところ，可視範囲内に痰は認められなかったが，右B^1は完全閉塞し，B^2は点状に開存しているの

＊ HREZ療法：INH，RFP，EB，PZAの4剤併用化学療法。

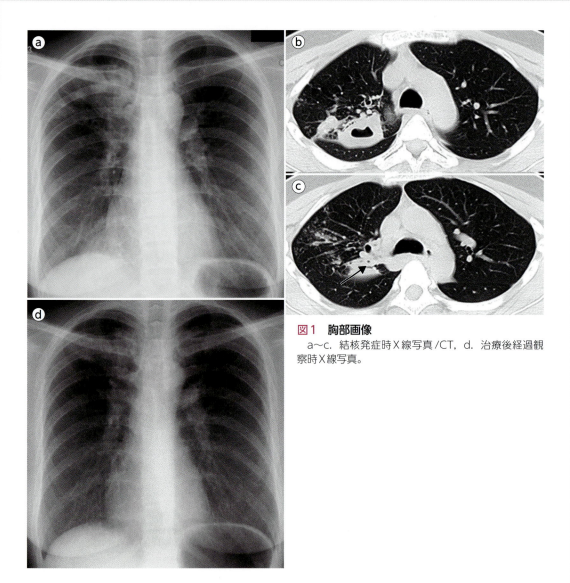

図1 胸部画像
　a〜c. 結核発症時X線写真/CT，d. 治療後経過観察時X線写真。

みであった（図3）。以上より，初回の結核は気管支結核も合併したものと判断した。その後は，セフトリアキソンを継続投与したところ，自覚症状・採血・画像所見上も改善した。

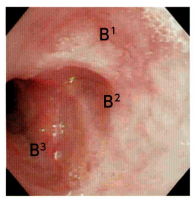

図3　右上葉枝の気管支鏡所見

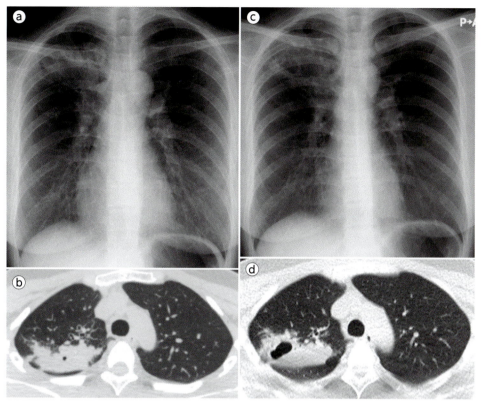

図2　入院時の胸部X線写真・CT画像経過
a, b. 第1病日, c, d. 第5病日。

SLOGAN

肺結核治療後の空洞性浸潤影，
いつも再発とはかぎらない！

疾患の解説

　気管・気管支結核は肺結核の数〜30％程度に合併すると報告されている[1)2)]。気管・気管支結核の多くは瘢痕狭窄を残さずに治癒するが，一部に瘢痕性の気道狭窄を起こすとされている[3)]。そのような患者では，呼吸困難や閉塞性肺炎を繰り返すなどの症状を呈することも多い。本症例は，結核治療導入時は肺結核と考えていたが，今回の気管支鏡検査で右B^1の閉塞と右B^2の高度狭窄を認めており，当初より合併していた気管支結核の治療後狭窄が一因となり，閉塞性肺炎を来し，肺化膿症に進展したものと思われる。実際に，結核診断時の画像を詳細に評価すると，右B^2に気管支壁肥厚・狭窄を認めている（図1c）。

　肺結核患者の治療終了後の再発率は1〜2％とされるが，そのほとんどは2年以

内に診断される[4]．本症例の場合は，治療終了5カ月後に新病変が出現しており，鑑別として結核再燃が挙げられた．一般的に，結核再発は，治療により培養が陰性化しながらも，病巣中の菌を滅菌し得なかったために起こるとされるため，再発時は初発病巣の再燃・悪化を確認できる[5]．一方で，気管支結核患者の再発様式の特殊性として，気管支狭窄・閉塞によりその末梢の陰影悪化を確認できず，他肺葉への吸い込みとして発見されることもある[6]．本症例は，結核再燃ではなく，気管支閉塞・狭窄による合併症であった．このため，結核治療を行う際には，結核再発もしくは起こり得る合併症の予測という点で，気管支病変の有無を把握することが重要であることを認識すべきである．

主治医のつぶやき

　肺結核患者の数〜30％に気管支結核を合併するとされており，気管支結核はけっしてまれな病態ではないと考えられる[6]．結核治療の際には，再発もしくは結核治療後の合併症の予測という点で，気管支病変の有無を把握しておくことが大切である．

【文　献】

1) 田村厚久，蛇沢　晶，益田公彦，ほか．気管支結核の現状：103例の解析．結核 2007；82：647-54.
2) 力丸　徹，大泉耕太郎．気管支狭窄に対するストレプトマイシンとステロイド併用吸入療法の検討．結核 1999；74：879-83.
3) Jaiswal P, Whitaker D, Lang-lazdunski L, et al. Stenting for tracheobronchial stenosis in tuberculosis. J R Soc Med 2005; 98: 26-8.
4) 日本結核病学会，編．結核診療ガイドライン，改訂第2版．東京：南江堂，2012：75.
5) Blumberg HM, Burman WJ, Chaisson RE, et al. American Thoracic Society/Centers for Disease Control and Prevention/Infectious Diseases Society of America: treatment of tuberculosis. Am J Respir Crit Care Med 2003; 167: 603-62.
6) 関根朗雅，角田義弥，田中　徹，ほか．気管支結核再発の1例：気管支狭窄による特殊性に関して．日呼吸誌 2012；1：418-23.

▼症状（喀痰，咳嗽），画像パターン（粒状影，浸潤影）

CASE 20 気道病変にクラリスロマイシンが奏功していたが，経過中にアレルギー性気管支肺真菌症が顕性化したヤング症候群の症例

國保　成暁

症例

患　者：23歳，男性。
主　訴：喀痰，咳嗽，健診異常。
家族歴：姉；副鼻腔炎，気管支拡張症。
既往歴：4歳；アトピー性皮膚炎，喘息。小学生時；副鼻腔炎。13歳；右中耳炎（ope）。
生活歴：喫煙なし，職業；水道局員，アレルギーなし，ペットなし。
現病歴：X年5月の健康診断にて異常影指摘され，6月に精査目的に入院となった。胸部CTでは右$S^{1〜3}$に粒状影・中葉舌区に粒状影・右下葉気管支の粘液栓（mucoid impaction）と末梢の浸潤影を認めていた。われわれは画像所見より，①びまん性汎細気管支炎（DPB），②原発性線毛運動不全症（PCD），③好酸球性細気管支炎，④RA・シェーグレン関連気道病変，⑤IgG1関連気道病変などの鑑別を挙げた。DPBは寒冷凝集素陰性，HLA B54陰性より否定的であった。好酸球性細気管支炎に関しても末血の好酸球は高値ではあったが，BAL中の好酸球認めなかった。その他，細気管支炎を起こすRA・シェーグレンといった膠原病の特異抗体も認めずに，IgG1も陰性であった。家族歴よりPCDを強く疑い鼻粘膜生検（図1）を施行したところ，線毛のダイニン腕の欠損を認めた。さらにサッカリンテストで線毛運動の機能の低下を認めたが，原発性か続発性かの判断は不明であった。そこでDPBに対する診断的治療としてクラリスロマイシン（CAM）400 mg開始し，一定の効果を得ていた。一方でPCDの診断のために泌尿器科的検索を行ったところ，無精子症であることが判明した。その後の検索で精巣・精管は保たれており，閉塞性無精子症と判断しヤング症候群の確定診断を得ていた。

今回はX＋1年4月に発熱し，肺炎を指摘されレボフロキサシン処方するも改善せずに当院入院となった。

入院時現症：BP 110/64，BT 36.6℃，PR 76 bpm（reg），体表リンパ節腫脹，呼吸音 piping rale, rhonchi, 心雑音聴取せず，腹部平坦・軟，圧痛なし。
入院時検査所見：WBC 13,500/μl（seg 56.0, Lym 17.0, Mono 10.0, Eos 17.0, Baso 0.0），Hb 15.1 g/dl，Plt 28.0万/μl，TP 7.0 g/dl，Alb 3.7 g/dl，AST 12 IU/l，ALT 13

IU/l，ALP 151 IU/l，LDH 172 IU/l，γ-GTP 19 IU/l，T-bil 0.7 mg/dl，BUN 12 mg/dl，Cre 0.73 mg/dl，Na 140 mEq/l，K 4.4 mEq/l，Cl 103 mEq/l，CRP 12.88 mg/dl，IgG 1,121，IgA 292，IgM 93，IgE 1,579，IgG1 749，MAST Aspergillus 6，カンジダ 2，Aspergillus Ag（－），Ab（＋），B-D 5.0。

QFT：ESAT-6 ＜ 0.01，CFP-10 ＜ 0.01，IFN-γ 15.33。

HLA：A2，A31，B60，B46，アリル A2，A31，B40，B46，DR9，DR12。

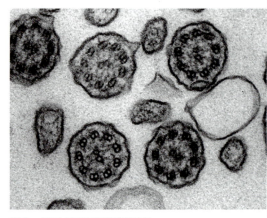

図1　線毛の電子顕微鏡写真
微小管のダイニン腕の欠損を確認。

心電図：HR 56 回/分，normal sinus rhythm，明らかな ST-T change（－）。

胸部X線写真（図2a）：BHL，肺野過膨脹，右上肺野左下肺野中心に斑状粒状影。

胸部CT（図2b）：右 $S^{1〜3}$ 粒状影，中葉舌区粒状影，右下葉にエアーブロンコグラムを伴わない気管支の粘液栓と末梢の浸潤影。

副鼻腔MRI（図3）：上顎洞・篩骨洞に著明な貯溜物あり。severe sinusitis。

喀痰培養：*Haemophilus influenzae* 1 ＋，抗酸菌塗抹（－）。

肺機能検査：吸入前；VC 4.23l，%VC 92.8 %，FEV_1 2.64l，FEV_1% 62.0 %，%FEV_1 58.7 %。β吸入後；VC 4.66l（改善率：10.2 %），FEV_1 2.62l（改善率：－0.8 %），RV 165.5 %，TLC 109.8 %，RV/TLC 159.4 %，D_{LCO} 126.9 %，D_{LCO}/VA 112.5 %。

気管支鏡：内腔所見；左右ともに白色膿性痰著明。末梢より粘液栓様のもの吸引される。

TBLB；lung tissue with mild inflammatory infiltrates，肺胞隔壁および細気管支壁に，軽度のリンパ球・形質細胞・好中球・好酸球浸潤，軽度の炭粉沈着を認める。特定の疾患を示唆する所見なし。

BAL（回収量：① 21 ml，② 30 ml，③ 50 ml，回収率 67.3 %）；①液：総細胞数 0.3 × 10^5/ml，Mφ 12.0 %，neu 83.0 %，Lym 5.0 %，eos 0.0 %，②液：総細胞数 0.3 × 10^5/ml，Mφ 93.0 %，neu 7.0 %，Lym 0.0 %，eos 0.0 %，③液：総細胞数 0.3 × 10^5/ml，Mφ 96.0 %，neu 3.0 %，Lym 1.0 %，eos 0.0 %。

CD3 82.6，CD4/8 比 1.14，BALF 培養：*Haemophilus influenzae* 1 ＋。

擦過細胞診；Class II，洗浄液細胞診；Class I。

サッカリンテスト：40 分以上。

***Aspergillus fumigatus* 皮内テスト**：即時型，膨疹 15 mm（＞ 9 mm），発赤 25 mm（＞ 20 mm），陽性。

入院後経過：入院にて PZFX 100 mg 投与開始したところ，陰影の改善を認めたために GRNX 内服へ切り替えて，その後内服終了とした。

一方で外来での喀痰検査では *Aspergillus fumigatus, Aspergillus flavus, Schizophyllum commune* が多数回検出されていた。さらには *Aspergillus fumigatus* 皮内テスト陽性，

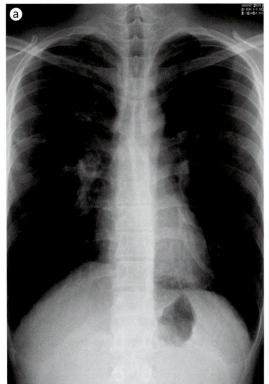
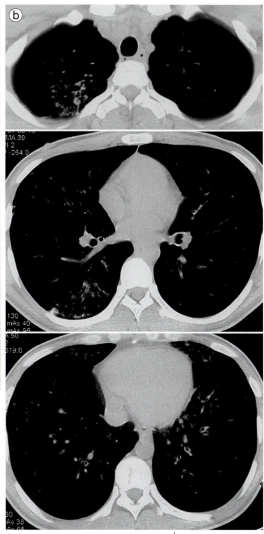

図2 入院時胸部X線写真（a）および胸部CT（b）

wheeze（+），Aspergillus Ab（+）よりABPMの合併が考えられた。

上記診断にてPSL 30 mgに加えてITCZ 200 mgを開始したところ，症状・陰影ともに軽快傾向にあり外来治療に切り替えを行った（図4）。

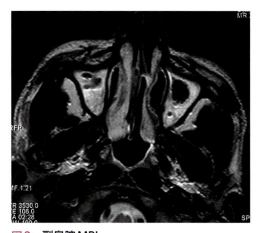

図3 副鼻腔MRI

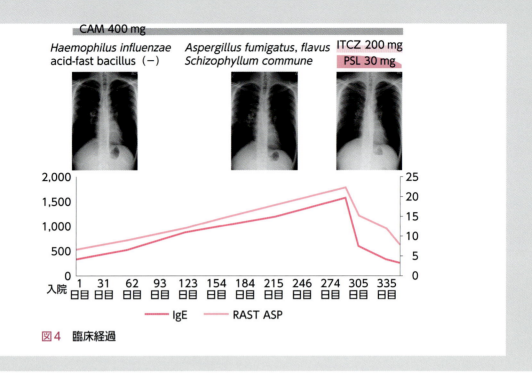

図4 臨床経過

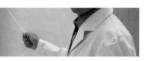

ヤング症候群，確率した治療なくとも
類似状態の疾患を参考にせよ！

疾患の解説

　男性不妊症と慢性気道感染症の合併を認める疾患としてはPCD，囊胞性線維症（CF），ヤング症候群が知られている。ヤング症候群は，1970年にYoungが52例の閉塞性無精子症患者を検討し，その半数以上（54％）に小児期からの気管支炎や気管支拡張症などの呼吸器疾患が認められたと報告[1]したことに由来する。主な疾患概念としては，①精巣上体の進行性閉塞が特徴的であり，精子の産生能が保たれるものの閉塞性障害により無精子症になる。睾丸の大きさと血清FSHが正常であることを確認し，生検所見を参考にして診断する。②小児早期からの慢性気道感染症がみられるが，成長とともに症状は軽減する傾向にあり，CFやPCDに比較して症状は一般的に軽度である。③CFとの違いは汗の電解質異常がみられず，膵機能の異常を示唆する所見がないこととされる[2]。
　ヤング症候群では微小管欠損や，線毛運動の方向性を示す微小管の配置が線毛ごとに異なることや，1本の線毛に線毛内構造物が複数ある複合線毛がみられたとの報告がなされている。しかしながら，これらは慢性気道感染症では一般的に観察される線毛構造の異常であり，ヤング症候群における慢性気道感染症の2次

表 原発性線毛不動症（PCD）嚢胞性線維症（CF），ヤング症候群（Young）の臨床的特徴

症候群	副鼻腔・気道感染	精子鞭毛・線毛の超微形態	精管・精巣上体	精子	膵機能	汗
PCD	あり	異常	正常	不動精子	正常	正常
CF	あり	正常	奇形	無精子症	異常	異常
Young	あり	正常	過粘調な分泌物による閉塞	無精子症	正常	正常

PCD：primary ciliary dyskinesia/immotile-cilia, CF：cystic fibrosis。
（文献2）より改変引用）

的な変化と考えられ，ヤング症候群に特徴的と思われる構造異常は見い出されていない[3]。上記の3つの疾患の特徴を下記に記す（表）[2]。

CFの気道にはしばしば *Aspergillus fumigatus* が常在化し，累積すると50％にも及ぶことが知られ，*Pseudomonas aeruginosa* 感染に対する抗菌薬使用は *Aspergillus fumigatus* を増加させるといわれている。さらに，CFにおける *Aspergillus fumigatus* 感染の最も多い感染のタイプはアレルギー性気管支肺アスペルギルス症（ABPA）とされ，1〜15％とされるが，一方でABPAの診断基準をすべて満たすものはわずかに7〜15％にとどまり，肺病変の進行に相関するとされる[4]。本症例もCFと同様の病態を呈したと考えられる。

Schizophyllum commune は乾燥した丸太や倒れて死んだ木々に認められるスエヒロタケ科スエヒロタケ属の菌類で，世界でも最も一般的なキノコの一つである。タイやペルーでは食用として使用されるが，本邦では mucoid impaction of the bronchi（MIB）やアレルギー性気管支肺真菌症（ABPM）の原因として同定されつつある。*Schizophyllum commune* によるMIB/ABPMは，その病原的な意義と培養・同定の困難さゆえに診断は非常に難しい。一方で臨床的に得られる真菌の12％に *Schizophyllum commune* があるとされ，診断においては過小診断されている可能性がある。ABPMやMIBの所見があるにもかかわらず，*Aspergillus* 抗体陰性例や *Aspergillus* 未検出例には *Schizophyllum commune* の可能性も考慮するべきであると考えられた[5]。一般的には *Schizophyllum commune* 感染はキノコ栽培者に多いとされるが，本症例では水道局職員といった特殊な環境があり，多数の真菌によるABPMの発症に関与していた可能性があった。

主治医のつぶやき

ヤング症候群に対する確立した治療法はないようであるが，慢性気道感染・気管支拡張に対しては，非CF性気管支拡張症に対するアジスロマイシンの効果[6]に示されているように，マクロライド療法は試してみる価値のある治療法であることを実感できた。また，CFへの合併が知られているABPAなどの併存症が，同

様の病態を呈する本疾患でも合併する可能性について予想しておくことが大切であると思われた。本症例は，若年者であり，将来的には肺移植の適応になることも予測されるため，今後も進行および重症化を防止することを念頭に置いた治療の継続が必要と思われた。

【文　献】

1) Young D. Surgical treatment of male infertility. J Reprod Fertil. 1970; 23: 541-2.
2) Handelsman DJ, Conway AJ, Boylan LM, et al. Young's syndrome. Obstructive azoospermia and chronic sinopulmonary infections. N Engl J Med 1984; 310: 3-9.
3) 永井厚志. Young症候群. 呼吸 1994；13：246-9.
4) Shoseyov D, Brownlee KG, Conway SP, et al. Aspergillus bronchitis in cystic fibrosis. Chest 2006; 130: 222-6.
5) Ishiguro T, Takayanagi N, Tokunaga D, et al. Pulmonary *Schizophyllum commune* infection developing mucoid impaction of the bronchi. Yale J Biol Med 2007; 80: 105-11.
6) Wong C, Jayaram L, Karalus N, et al. Azithromycin for prevention of exacerbations in non-cystic fibrosis bronchiectasis（EMBRACE）: a randomised, double-blind, placebo-controlled trial. Lancet 2012; 380: 660-7.

▼症状(喀痰,咳嗽),画像パターン(粒状影,浸潤影)

CASE 21 慢性咳嗽を主訴に受診し,初発症状から40年が経過し,心,肺,肝,脾,皮膚の多臓器に活動性病変が明らかとなったサルコイドーシスの症例

國保　成暁

症例

患　者:61歳,女性。
主　訴:咳嗽。
家族歴:特記すべき事なし。
既往歴:12歳;虫垂炎,20歳;ぶどう膜炎,49歳;子宮筋腫,56・58歳;脳梗塞,57歳;完全房室ブロック(PMI)。
生活歴:喫煙なし,アレルギーなし,ペットなし,羽毛布団10年,木造40年,風呂にカビなし。
現病歴:20歳時にぶどう膜炎,56・58歳時に再発性脳梗塞,57歳時に完全房室ブロックでペースメーカー挿入の既往がある。今回,X年1月に慢性咳嗽を主訴に近医受診。胸部異常陰影を指摘され当院紹介となり,精査加療目的に入院となった。
入院時現症:Sp_{O_2} 97%,BP 130/62,BT 36.3℃,体表リンパ節腫脹なし,呼吸音clear,心雑音聴取せず,腹部手術痕,肘・膝に結節あり。
入院時検査所見:WBC 5,300/μl(Seg 69.3%,Lym 15.9%,Mon 9.0%,Eos 5.1%,Baso 0.7%),Hb 11.9 g/dl,Plt 20.2万/μl,TP 7.6 g/dl,Alb 3.8 g/dl,AST 21 IU/l,ALT 12 IU/l,ALP 550 IU/l,LDH 213 IU/l,γ-GTP 79 IU/l,T-bil 0.5 mg/dl,BUN 12 mg/dl,Cre 0.66 mg/dl,CPK 43 IU/l,Na 142 mEq/l,K 4.5 mEq/l,Cl 107 mEq/l,CRP 0.26 mg/dl,BS 93 mg/dl,HbA1C 4.9%,RF 2.1,KL-6 369,SP-A 24.8,SP-D 30.9,ANA 40,抗DNA抗体80,抗SS-A(-),抗SS-B(-),抗Jo-1(-),抗Scl-70(-),抗RNP(-),C-ANCA 3.5,P-ANCA 1.0,IgG 1,992,IgA 452,IgM 83,IgE 20,NT-proBNP 552.8,IL-2R 4,360,リゾチーム 28.7,ACE 35.8,CEA 0.7,NSE 25.1,CYFRA 3.0,proGRP 23.0,QFT(-),尿Ca 9.1,PPD 4×6 mm。
胸部X線写真(図1):気管支血管束周囲の不規則陰影と粒状・斑状影。
胸腹骨盤部CT(図2):上葉優位に気管支血管周囲束に沿った粒状・斑状影を認めた。縦隔肺門リンパ節の腫大は明らかではなかった。肝脾腫に加えて肝実質の不均等な多発低吸収を認めていた。
喀痰培養:*Staphylococcus aureus* 少,抗酸菌塗抹(-)。

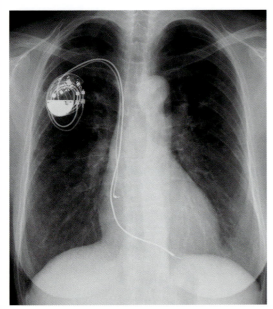

図1　入院時胸部X線写真

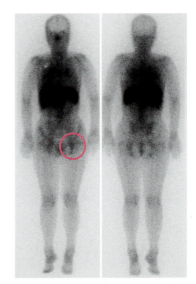

図3　Gaシンチグラフィー

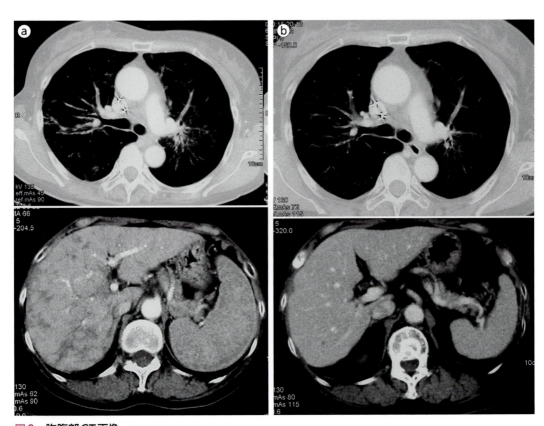

図2　胸腹部CT画像
　　a. 入院時，b. 改善後。

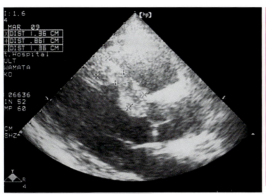

(1) 主兆候
    a. 高度房室ブロック
    b. 心室中隔基部の菲薄化
    c. Ga-67シンチグラフィーでの心臓の異常集積
    d. 左室収縮不全（EF50％未満）

(2) 副兆候
    a. 心電図異常
    b. 心エコー所見
    c. 心筋シンチグラフィーによる灌流異常
    d. Gd造影MRIによる遅延造影
    e. 心内膜心筋生検

1) 主兆候2/4以上陽性
2) 主兆候1/4陽性で副兆候2/5陽性

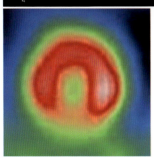

図4　心エコーおよび心筋シンチグラフィー

肺機能検査：VC 2.891（118.0％），FEV$_{1.0}$ 2.261（81.9％）113.0％，D$_{LCO}$ 89.5％，％D$_{LCO}$/VA 93.6％。

6MD：465m，max HR 101回/分，min Sp$_{O_2}$ 94％。

腹部エコー：肝実質粗雑，軽度脾腫。

Gaシンチグラフィー（図3）：両肺にびまん性集積，上肺野優位，縦隔肺門リンパ節は明らかでない，左鼠径部に結節状集積。

心エコー（図4）：EF 76.2％，LVDd 4.51cm，LVDs 2.49cm，IVS肥厚あり，基部付近 scar（＋），granular sparking（±）。

心筋シンチグラフィー（図4）：下後壁集積低下，虚血の除外が必要。

脳シンチグラフィー99mTc-ECD（図5）：負荷前；右頭頂葉，側頭葉，左視床・基底核の集積低下。負荷後；右側頭葉や視床に集積増加が不良な領域あり。MCA領域の血管予備能の低下が示唆される。CCDは明らかではない。

髄液穿刺：初圧6.5cm，無色透明，TP 35mg/dl，Alb 0.0，ALP 2，LDH 18，Na 149，K 2.8，Cl 128，Glu 54，cell 6/3mm^3，Lym 2.0，Neu 4.0。

気管支鏡（図6）：内腔所見；網目状毛細血管怒張（network formation），右S^{6}入口部に小結節を認めた。

    TBLB；epithelioid cell granuloma, consistent with sarcoidosis。数か所に類上皮細胞の集簇，軽度のリンパ球浸潤を伴う小肉芽腫が形成されていた。GrocottおよびZiehl-Neelsenの各染色にて陽性所見を示す菌体・菌糸は認めない。サルコイドーシスとして矛盾しない。いずれも悪性像は認められない。

    BAL（回収量：① 23ml，② 39ml，③ 47ml，回収率94％）；①液：総細胞数 0.2×10^5/ml，Mφ 26.0％，neu 10.0％，Lym 63.0％，eos 0.0％，②液：総細胞数 0.3×

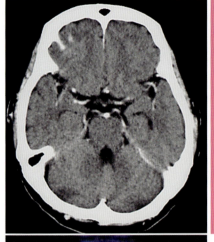

(1) 無症候性	
(2) 症候性	
2-1 中枢神経	
a. 実質内肉芽腫性病変	
b. 髄膜病変	
c. 水頭症	
d. 血管病変	
e. 脳症	
2-2 末梢神経	
a. 脳神経麻痺	
b. 脊髄神経麻痺	
2-3 筋	
a. 急性〜亜急性筋炎型	
b. 慢性ミオパチー	
c. 腫瘤型ミオパチー	

definite：神経・筋で組織所見陽性
probable：他臓器のみで組織所見陽性
possible：組織所見陰性

図5 脳シンチグラフィー99mTc-ECD

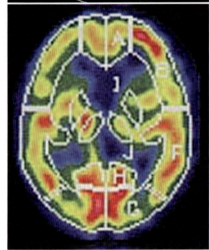

10^5/ml，Mφ 37.0％，neu 1.0％，Lym 62.0％，eos 0.0％，③液：総細胞数 $0.3×10^5$ /ml，Mφ 42.0％，neu 0.0％，Lym 58.0％，eos 0.0％．

CD3 91.1，CD4/8比 6.30　BALF培養 *Staphylococcus aureus* 少．

擦過細胞診；Class Ⅱ，洗浄液細胞診；Class Ⅰ．

入院後経過：入院後，気管支鏡施行し肺サルコイドーシスと診断した．完全房室ブロックでペースメーカー挿入後であったために心サルコイドーシスが疑われ，再発性脳梗塞も神経サルコイドーシスによる可能性も示唆された．神経サルコイドーシス疑いにて髄液穿刺施行するも，サルコイド髄膜炎の診断は得られなかった．しかしながら脳生検が不能であり，血管炎や肉芽腫の否定には至っておらず，高血圧や高脂血症等の基礎疾患がない状態で脳梗塞を繰り返すこと自体が神経サルコイドーシスを示唆するものであった．

加療としては，心サルコイドーシスに準じてPSL 30 mgより開始した．3週間後には胆道系優位の肝機能障害および上昇していたACE，リゾチームも改善し，CT上の肝脾サルコイドーシスも軽快傾向を示し（図2b），退院となった．今後は外来にてステロイドを減量していき，維持量は0〜10 mgとする方針である．

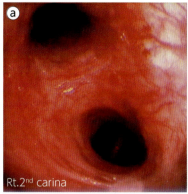
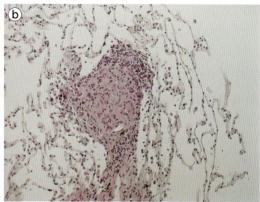
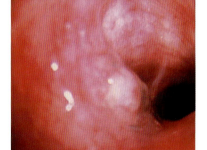

図6 気管支鏡所見およびTBLB病理所見
a. network formation / nodule on bronchus。
b. epithelioid cell granuloma, consistent with sarcoidosis。

SLOGAN

サルコイドーシス，何年経っても活動性に注意すべし！

疾患の解説

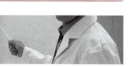

　眼・心臓・神経疾患の既往がある症例。上葉優位の気管支血管周囲束に沿った粒状影と肝脾腫と皮膚結節を認め，ACE・リゾチームの高値，BAL中のリンパ球増多とCD4/8の上昇，TBLBでは類上皮細胞肉芽腫を認め，全身性サルコイドーシスと診断した。初発症状のぶどう膜炎発症より今回の全身サルコイドーシスの診断までに実に40年という年月が経過していた。以下にサルコイドーシス病変の各臓器における特徴を述べていく。

心臓サルコイドーシス

　臨床的には約5％といわれているが，剖検例ではより多く存在する。臨床経過としては，良性の不整脈から突然死に繋がる完全房室ブロックまで多岐にわたる

が，心電図異常がなくても，24時間心電図では心室頻拍，房室ブロック，心室性期外収縮が明らかにされることがあり注意が必要である。また，心臓超音波よりもThallium-201 imaging心筋シンチグラフィーはより局所的な収縮異常や肉芽腫や線維性瘢痕を明らかにするのに優れているが，無症状下の臨床的意義は不明であり，これらの患者における心不全や突然死のリスクは低いとされている。心サルコイドーシスの診断には冠動脈造影が虚血の除外に必須であり，心内膜生検が確定診断に非常に有用であるが，肉芽腫がinhomgenousな分布であるために診断率は低いとされる[1]。

本症例では，主兆候の高度房室ブロック・心室中隔基部の菲薄化2項目に加えて，副兆候の心電図異常・心臓超音波所見・心筋シンチグラフィーによる灌流異常の3項目を満たしていた（図4）。また本症例はペースメーカー挿入後であり，心筋生検は施行していないが，本邦におけるペースメーカー植め込み術後100症例のレトロスペクティブの調査では，11.2％に心臓サルコイドーシスが認められていたという報告がなされている[2]。

肝臓サルコイドーシス

肝生検にて50～80％に肉芽腫が示されるが，肝腫大は20％にも満たない。肝臓サルコイドーシスはまれに門脈圧亢進や肝不全，致命的な肝障害などを引き起こすことがある。一般には肝機能異常が存在するが，無症候性の肝臓サルコイドーシスや軽度の肝障害は治療の必要はない。重症の肝障害を認める場合にはステロイドが有効である[1]。

本症例では著明な肝腫大と肝実質の不均等な多発低吸収を認めており，悪性リンパ腫なども鑑別に挙げられたが，ステロイド投与とともに胆道系酵素の改善と肝腫大の縮小傾向を示している。今後も注意深い観察が必要である。

神経サルコイドーシス

臨床的に認識される神経サルコイドーシスは10％以下にすぎないとされる。一般的に脳底部に起こりやすく，中枢神経，特に両側顔面神経麻痺，視床下部と下垂体病変が多い。これらの病変は初期に発生し治療反応性であるが，占拠性腫瘤，末梢神経障害，神経筋疾患は晩期に起こり慢性化への予兆でもある。血清ACEの意義は限られており，頭部CTとMRIが診断に汎用される。さらにはガドリニウム造影MRIが脳実質，髄膜炎，脊髄の評価に有用であるとされる。髄液所見の特徴は，80％の症例でリンパ球と蛋白の上昇を認め，約半数でACE，リゾチーム，β_2-マクログロブリン，CD4/8が上昇するとされる[1]。

本症例では，サルコイドーシスによる脳血管病変が考えられたが，髄液所見でも細胞数の軽度上昇のみで確定診断には至らず，probable（他臓器のみで組織所見陽性）止まりであった。しかしながら，動脈硬化性病変を基礎に有さないにもかかわらず，再発性・多発性脳梗塞を引き起こしており，神経サルコイドーシスによる病変と考えられた。今後も注意深い観察が必要である。

主治医のつぶやき

　本症例は，推定される初発症状のぶどう膜炎から40年を経過して初めて診断されているが，56歳の脳梗塞発症の頃から疾患の活動性が顕著になっている印象がある。女性の場合は出産・分娩を契機に病勢が変化することが知られており，長期間の経過でstage Iからstage IVに進行した症例報告[3]がある。女性の場合は閉経前後にもホルモンバランスが崩れることから，病勢に変化を与えている可能性も推測され，本例のように途中から活動性が顕著になる症例はその影響も考慮すべきではないかと思われ，サルコイドーシスは考えていたよりも長期間のフォローが必要であることを教えられた症例であった。

【文　献】

1) Statement on sarcoidosis. Joint Statement of the American Thoracic Society (ATS), the European Respiratory Society (ERS) and the World Association of Sarcoidosis and Other Granulomatous Disorders (WASOG) adopted by the ATS Board of Directors and by the ERS Executive Committee, February 1999. Am J Respir Crit Care Med 1999; 160: 736-55.
2) Yoshida Y, Morimoto S, Hiramitsu S, et al. Incidence of cardiac sarcoidosis in Japanese patients with high-degree atrioventricular block. Am Heart J 1997; 134: 382-6.
3) 佐多将史，細野達也，坂東政司，ほか．長期間の経過でI期からIV期へ移行した肺サルコイドーシスの1例．日胸 2014；73：836-42．

▼症状（呼吸困難），画像パターン（浸潤影）

CASE 22 手のこわばりが先行し，びまん性肺胞出血による呼吸困難で発症した高齢SLEの症例

國保　成暁

症例

患　者：71歳，女性。
主　訴：呼吸困難，動悸。
既往歴：37歳；虫垂炎，62歳；子宮筋腫（ope），高脂血症，高血圧，高尿酸血症。
生活歴：喫煙なし，吸入歴なし，温泉歴なし。
現病歴：X年12月より両手のこわばりを自覚。X＋1年1月末より呼吸困難と動悸が出現して当院紹介。胸部X線写真では全肺野の浸潤影を認め精査加療目的に入院となった。
内服歴：アムロジピン，オメプラゾール，ニセルゴリン。
入院時現症：SpO_2 93％，BP 110/68，BT 38.0℃，HR 102回/分，両肺に軽度fine crackles聴取，口腔潰瘍。
生化学所見：WBC 3,700/μl（Neu 68.0％, Lym 16.0％, Mon 16.0％, Eos 0.0％），RBC 2.47×10^4/μl，Hb 7.2g/dl，Ret 43.0％，Ht 23.5％，Platelet 11.4×10^4/μl，TP 6.9g/dl，BUN 18mg/dl，Cre 0.61mg/dl，AST 10 IU/l，ALT 5 IU/l，LDH 223 IU/l，γ-GTP 23 U/l，T-Bil 0.7mg/dl，Na 141mEq/l，K 3.2mEq/l，Cl 109mEq/l，Fe 37，UIBC 118，TIBC 155，フェリチン 183.0ng/ml，Hb A1C 4.8，PCT 0.1，ANA 1,280倍，Homogeneous（＋），ds-DNA 32，Anti RNPab（－），Anti Smab（－），Anti SS-Aab（－），Anti SS-Bab（－），Anti Scl-70 ab（－），Anti Jo-1 ab（－），Anti CCP 0.6 U/ml，RAPA 40，Anti DNAab（－），Anti SSDG ab 5，カルジオ IgG 4，C-ANCA 3.5 U/ml，P-ANCA 1 U/ml，KL-6 140，SP-D 143.0，SP-A 92.4，CRP 11.70mg/dl。
　尿；protein（±），occult blood（3＋），glucose（4＋）。
　痰培；常在菌のみ，抗酸菌塗抹；陰性。
胸部X線写真（図1）：全肺野にわたる浸潤影を認めた。
胸部CT（図1）：肺門より拡がるびまん性の浸潤影を認めた。
入院後経過：入院後，診断目的に緊急気管支鏡を施行した。BAL液（表1）はⅠ～Ⅲ液にかけて段階的に血性を示し，細胞診でもヘモジデリン貪食肺胞マクロファージを認めていた。びまん性肺胞出血と診断しステロイドパルス療法（mPSL 1g/3days）を開始するとともに，細菌性肺炎や異型肺炎の可能性も考慮してPZFX

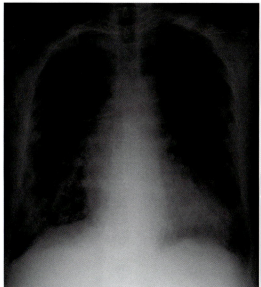
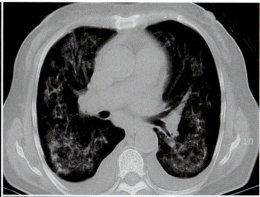
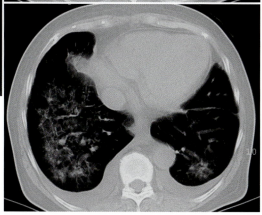

図1 入院時胸部画像

表1 気管支肺胞洗浄液所見（Rt.B[5a]）

	I	II	III	
Cell	0.3	0.5	0.4	×10⁶/ml
Lym	6	0.5	0.4	%
Neu	31	50	71	%
Eos	0	0	0	%
Mφ	57	35	22	%

外観：血性，回収量 80/150ml。
CD4/8比 1.46，培養：陰性，細胞診：class II。

表2 SLEの分類基準（1997）

1. 頬部皮疹
2. 円板状皮疹
3. 日光過敏
4. 口腔潰瘍
5. 関節炎
6. 漿膜炎
    a. 胸膜炎
    b. 心外膜炎
7. 腎障害
    a. 尿蛋白＞0.5g/day または＞3＋
    b. 細胞円柱
8. 神経障害
    a. 痙攣
    b. 精神症状
9. 血液異常
    a. 溶血性貧血
    b. 白血球＜4,000/μl（2回以上）
    c. リンパ球＜1,500/μl（2回以上）
    d. 血小板＜10万/μl
10. 免疫異常
    a. 抗二本鎖DNA抗体
    b. 抗Sm抗体
    c. 抗リン脂質抗体：抗カルジオリピン抗体，ループスアンチコアグラント，梅毒反応擬陽性
11. 抗核抗体

薬剤性ループスによるものは除外する
＊4項目以上ならSLEと診断する

1,000mg投与開始した．検査所見では，尿潜血3＋，経過中に尿蛋白3＋，細胞円柱を認め，汎血球減少白血球およびリンパ球の減少に加えて，のちに抗ds-DNA抗体32倍，低補体価血症も判明，SLEの分類基準（表2）に照らし身体所見（口腔潰瘍）と併せてSLEと診断し，肺病変はSLEに伴う肺胞出血と考えられた．第3病日には呼吸不全と画像上の悪化を認めて気管内挿管・人工呼吸器管理となった．そこでシクロホスファミドパルス療法（CPA 500mg/M）を追加し，その後もステロイドパルスを計3回繰り返した．呼吸状態は徐々に病態の改善を認め（図2），

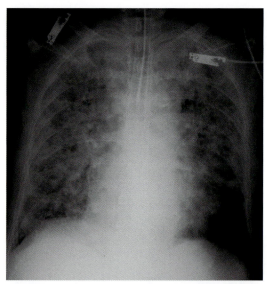

第 3 病日

図2　胸部画像の経過

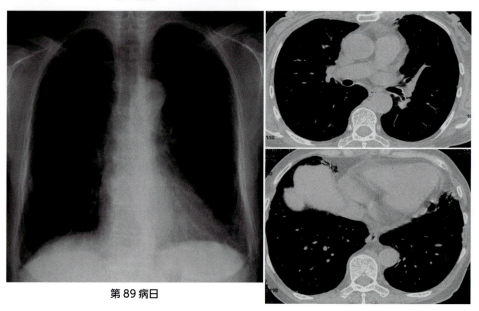

第 89 病日

人工呼吸器の離脱に成功。ステロイドの後療法として PSL 50 mg（1 mg/kg）より開始して現在は減量中である。

> 身体所見に乏しい高齢者には
> 積極的な気管支鏡が診断に役に立つと心得よ！

疾患の解説

SLEにおけるびまん性肺胞出血（DAH*1）の発症率は約2〜5％程度で膠原病の中では血管炎と並んで認められ，SLEによる全入院の1.5〜3.7％に及ぶとされる。DAHは時に致死的であり，死亡率は23〜92％と報告によりばらつきがある[1]。Santos-Ocampoらによる7名の検討によると，平均発症年齢は31.1歳で診断からDAH発症までの期間は4.5年であったとされる[1]。本症例は71歳という高齢発症に加えて，DAH発症でSLEの診断がついたという極めてまれな症例であった。

治療としては，免疫抑制薬による集中治療が有効であり，早期診断が非常に重要とされる[2]。本症例では入院直後に気管支鏡を施行して肺胞出血の診断を得ており，SLEやANCA関連血管炎などを疑って早期に免疫抑制薬の治療を開始していたことで良好な予後に繋がったと考えられた。また，高用量ステロイドやシクロホスファミド治療で効果が不十分な場合は血漿交換が追加される[1]。さらに最近ではリツキシマブや体外式膜型人工肺（ECMO*2）を使用して有効な経過を示した症例も報告されている[3,4]。

また高齢発症ということで薬剤性ループスの可能性も鑑別に挙げられた。薬剤性ループスとはプロカインアミド，ヒドララジン，ミノサイクリン，ジルチアゼム，ペニシラミン，イソニアジド，キニジン，TNF-α，IFN-α，メチルドパ，クロルプロマジン，プラクトロールなどが原因薬物とされ，関節痛や心胸膜炎，LE細胞やANA陽性など，SLE類似の病態を来す。しかしながら薬剤性ループスでは肺胞出血や腎障害・血球異常はまれであり，抗ds-DNA抗体発現や補体価低値も低頻度であるとされる[5]。本症例では指摘されている薬物の使用はなく，薬剤性ループスは否定的と考えられた。

*1 DAH：diffuse alveolar hemorrhage（びまん性肺胞出血）

*2 ECMO：extracorporeal membrane oxygeneration（体外式膜型人工肺）

主治医のつぶやき

高齢発症SLEでは，診断の端緒となりやすい顔面（頬部）紅斑などの皮膚症状や光線過敏，関節炎，腎炎の頻度が低い傾向で，SLEに特異性の高い自己抗体の陽性頻度も低く，初発症状も非特異的なことが多いことから，診断までに時間を要する傾向にあるようである[6]。今回，血痰などは確認できなかったが，画像より肺胞出血を疑い，積極的に気管支鏡検査を実施したことが早期診断・治療に大きく貢献したものと思われる。典型的な症状はなくとも，得られた情報から積極的に鑑別診断をすることが大切であると感じた症例である。

【文 献】

1) Santos-Ocampo AS, Mandell BF, Fessler BJ. Alveolar hemorrhage in systemic lupus erythematosus: presentation and management. Chest 2000; 118: 1083-90.

2) Sengul E, Eyıleten T, Ozcan A, et al. Diffuse alveolar hemorrhage as an unusual presentation of systemic lupus erythematosus. Rheumatol Int 2011; 31: 1085-7.
3) Na JO, Chang SH, Seo KH, et al. Successful early rituximab treatment in a case of systemic lupus erythematosus with potentially fatal diffuse alveolar hemorrhage. Respiration 2015; 89: 62-5.
4) Pacheco Claudio C, Charbonney E, Durand M, et al. Extracorporeal membrane oxygenation in diffuse alveolar hemorrhage secondary to systemic lupus erythematosus. J Clin Med Res 2014; 6: 145-8.
5) Pretel M, Marquès L, España A. Drug-induced lupus erythematosus. Actas Dermosifiliogr 2014; 105: 18-30.
6) Rovenský J, Tuchynová A. Systemic lupus erythematosus in the elderly. Autoimmun Rev 2008; 7: 235-9.

▼症状（発熱），画像パターン（空洞影）

CASE 23 食欲不振と発熱で受診し，播種性 Mycobacterium intracellulare 症と診断された肺非結核性抗酸菌症の化学療法・外科治療歴のある高齢女性の症例

國保　成暁

症例

患　者：81歳，女性。
主　訴：食欲不振，発熱。
家族歴：特記すべき事項なし。同胞内 NTM なし。
既往歴：特記すべき事項なし。
生活歴：喫煙なし。アルコールなし。
現病歴：X－16年7月に健康診断にて右上肺野に異常陰影を指摘。気管支鏡検査にて M. intracellulare（Gaffky 2号）検出され，10月より RFP・INH・EB の投与歴あり。その後も陰影残存したため，X－3年12月に右上葉＋右 S^6 切除術施行している。X－9年10月に再燃を認め，RFP・EB・CAM・LVFX を2年間内服した。今回，X 年4月頃より感冒様症状出現し，6月末より食欲不振と38℃の高熱で加療目的に入院となった。

入院時現症：Sp_{O_2} 96 %，BP 102/70 mmHg，BT 38.6℃，右下肺 coarse crackles 聴取。
　WBC 6,200/μl（Neu 79.3 %，Lym 14.4 %，Mon 6.1 %，Eos 0.0 %），CD4 211/μl，RBC 4.14×10^4/μl，Hb 11.6 g/dl，Ht 37.0 %，Plate 2.46×10^4/μl，TP 7.8 g/dl，BUN 15.0 mg/dl，Cre 0.58 mg/dl，AST 21 IU/l，ALT 13 IU/l，LDH 172 IU/l，γ-GTP 19 U/l，T-Bil 0.4 mg/dl，Na 138 mEq/l，K 3.8 mEq/l，Cl 100 mEq/l，HbA1c 5.3，Aspergillus Ag 0.5，Ab（＋），B-D 5.0，PCT 0.1，CRP 4.50 mg/dl，IgG 2,727 mg/dl，IgA 620 mg/dl，IgM 126 mg/dl，IgE 46 IU/ml，HIV Ab（－），HTLV-I Ab（－），TNF-α 0.8 pg/ml（0.6〜2.8），Nil 0.13 IU/ml，Mitogen 11.44 IU/ml，IFN-γ 11.31 IU/ml，IL-12 P40 108 pg/ml（34〜246），NK 細胞活性 10 %（18〜40），Total lymphocyte 1,148，CD3 62.8 %，CD4 29.01 %，CD 8 40.7 %。
　PPD；15×15 mm。
　HLA；A24，A26，B40，B61。
　Sputum；α-Streptococcus 2＋，γ-Streptococcus 2＋，Neisseria sp. 2＋，Cadida albicans 少。
　AFB smear：negative，culture ：M. intracellulare（5 W 陽性，30 colony）。
　Bronchial washing：smear 1＋，M. intracellulare，Aspergllus flavus。
　Blood cluture：M. intracellulare。

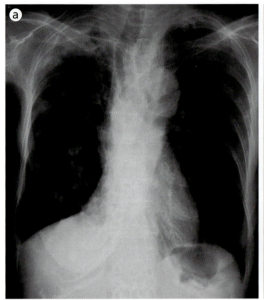

X年7月（入院時）　　　　　　X+1年1月（治療継続中）

図1　胸部X線写真の経過

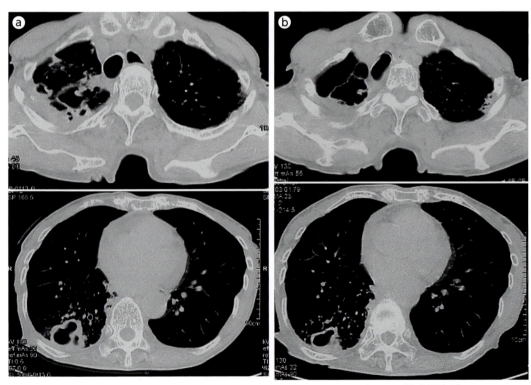

X年7月（入院時）　　　　　　X+1年1月（治療継続中）

図2　胸部CTの経過

胸部X線写真（図1a）：右肺尖部胸膜肥厚，右下肺野空洞性陰影。
胸部CT（図2a）：右S^1；空洞性陰影，周囲の散布影，S^2；気管支壁肥厚，S^{10}；空洞周囲の娘病巣。

入院後経過：入院後は肺化膿症を疑い，BIPM 0.9 g を投与開始した．炎症反応の改善を認めたものの，空洞性病変と高熱は持続していた．肺アスペルギルス症などの合併も考慮され，気管支鏡検査を実施したが，気管支洗浄液と血液培養の両方から M. intracellulare が検出され，播種性肺非結核性抗酸菌（NTM）症と診断した．CAM 600 mg・RFP 450 mg・EB 750 mg 開始したところ投与 2 日後より速やかに解熱を認めて退院となった．その後も外来にて治療継続し，画像（図 1b, 図 2b）も安定化し，状態も安定している．

SLOGAN

抗酸菌感染症では，健常といえども感染素因（MSMD，HLA，加齢など）があることを忘れるな！

疾患の解説

　健常高齢女性に発症した播種性 *M. intracellulare* 症の症例である．*Mycobacterium species* は通常 AIDS などの細胞性免疫障害者において全身播種やリンパ節炎を引き起こすことが知られているが，明らかな免疫異常を有さない症例での播種性感染は極めてまれである．

　近年，BCG ワクチンや非結核性抗酸菌が遺伝的もしくは後天性の免疫不全なしに感染することが明らかになってきており，それら弱毒菌に対する疾病素質は Mendelian susceptibility to mycobacterial disease（MSMD）と総称される．MSMD 関連では IL-12 や IFN-γRs などといったいくつかの mutation が明らかになっており[1]，non-HIV 患者の播種性 NTM 症において 35％の異常が検出されている[2]．また，本邦では BCG 接種による重大な副反応が発生した 39 症例に 4 例の MSMD（IFN-γR1 deficiency）が含まれていたとの報告がある[3]．

　本症例では，MSMD に関連するサイトカイン受容体の変異などに関しては確認できていないが，IgG・IgA・IgM といった液性免疫は保たれており，HIV 陰性，PDD 15×15 mm，Mitogen 刺激による IFN-γ 応答や IL-12 といった細胞性免疫も保たれていた．本症例では CD4 は 211/μl と軽度低値を示していたが，播種性 NTM のリスクファクターは HIV 患者で 50/μl 以下といわれており，十分な値であったと考えられる[4]．

　また本症例では *Mycobacterium avium-intracellulare* に伴う肺感染症において増悪因子とされる HLA-A26 が陽性であった[5]．

　検索したかぎりでは明らかにはし得なかったが，HLA-A26 に加え，加齢関連または抗酸菌免疫関連のサイトカイン，その受容体の異常による細胞性免疫障害の可能性が推測された．

主治医のつぶやき

　健常と考えられる高齢女性に発症した肺NTM症の症例で，今回までに化学療法や外科的手術療法が実施され，アスペルギルスなどの真菌感染も考慮されたが，気管支鏡検査による確認および血液培養検査によって播種性肺NTM症と確認することができた症例である。通常，播種性NTM症は，免疫抑制状態あるいはHIV感染に伴うことがほとんどである。一方，加齢による免疫機能低下は，特にT細胞において顕著で，抗原特異的な獲得免疫機能の低下として顕在化し，加齢とともに癌や感染症の罹患率が増加してくる原因の一つと考えられている。したがって，MSMDが基礎にある可能性も考慮しておくのは大切であるが，高齢化社会では老化そのものが播種性NTM症のリスクになると考えておくべきではないかと考えさせられた症例である。

【文　献】

1) Cottle LE. Mendelian susceptibility to mycobacterial disease. Clin Genet 2011; 79: 17-22.
2) Sexton P, Harrison AC. Susceptibility to nontuberculous mycobacterial lung disease. Eur Respir J 2008; 31: 1322-33.
3) Toida I, Nakata S. Severe adverse reactions after vaccination with Japanese BCG vaccine: a review. Kekkaku 2007; 82: 809-24.
4) Griffith DE, Aksamit T, Brown-Elliott BA, et al; ATS Mycobacterial Diseases Subcommittee; American Thoracic Society; Infectious Disease Society of America. An official ATS/IDSA statement: diagnosis, treatment, and prevention of nontuberculous mycobacterial diseases. Am J Respir Crit Care Med 2007; 175: 367-416.
5) Kubo K, Yamazaki Y, Hanaoka M, et al. Analysis of HLA antigens in *Mycobacterium avium-intracellulare* pulmonary infection. Am J Respir Crit Care Med 2000; 161: 1368-71.

▼症状（発熱），画像パターン（浸潤影，空洞影）

CASE 24
比較的若年で発症し，肺食道瘻が繰り返す増悪に関与したと考えられたMycobacterium abscessus肺感染症の成人女性症例

國保　成暁

症　例

患　者：55歳，女性。
主　訴：発熱，湿性咳嗽，食欲不振，飲水後咳嗽。
家族歴：特記事項なし。
既往歴：32歳；子宮内膜症，49歳；左大腿骨頸部骨折，51歳；骨粗鬆症。
生活歴：喫煙歴なし，飲酒歴なし。
現病歴：X－19年に肺非結核性抗酸菌症（Mycobacterium avium）と診断され化学療法施行歴があり，その後もX－13・X－8年に再治療歴がある。X－7年に喀痰よりMycobacterium abscessusが検出され，クラリスロマイシン（CAM）・エタンブトール（EB）・ファロペネム（FRPM）・レボフロキサシン（LVFX）による化学療法を施行した。その後もX－5年に増悪を認めLVFX・CAM・アミカシン（AMK）・イミペネム（IPM/CS）により加療。またX－3年にも同様な増悪があり，CAM・メロペネム（MEPM）・AMKにより治療されている。

　今回はX年1月に胸部X線写真で右肺尖部空洞下縁周囲と左中肺野の浸潤影出現を認め，加療目的に入院となった。

入院時現症：体温37.4℃，脈拍110回/分・整，呼吸回数18回/分，血圧96/50，Sp_{O_2} 93％（RA），胸部聴診；右上肺呼吸音低下，左下肺coarse crackles聴取，心雑音なし。
血液検査成績（表）：Hb 11.0 g/dlと軽度の貧血とCRP 8.73 mg/dlと炎症反応の上昇を認めていた。またAspergillus沈降抗体は陰性であった。
胸部X線写真（図1）：右肺尖部に壁の厚い空洞性陰影と周囲の浸潤影を認め，左中肺野には強い浸潤影の出現を認めていた。
胸部CT（図1）：右肺尖部に壁の厚い空洞性陰影と中葉舌区に気管支拡張性変化を伴う浸潤影を認めていた。また食道憩室壁8時方向より空洞内への瘻孔（図1d矢印）を認め，肺食道瘻が疑われた。
臨床経過：肺M. abscessus症の増悪と考え，CAM・LVFX・IPM/CS・AMKによる治療を開始した。CT所見より肺食道瘻を疑い，上部消化管内視鏡（図2）を施行したところ，門歯から25 cmの食道中部に憩室とその内部より喀痰が噴出する瘻孔

表　入院時検査所見

Hematology :	
WBC	8,100 /μl
neut.	68.1 %
Lym.	22.4 %
Eos.	2.7 %
RBC	400×10^4 /μl
Hb	11 g/dl
Ht	34.5 %
Plt	34.5×10^4 /μl

Blood chemistry :	
TP	7.5 g/dl
BUN	13 mg/dl
Cre	0.41 mg/dl
AST	15 IU/l
LDH	175 IU/l
γ-GTP	15 IU/l
T-Bil	0.5 mg/dl
Na	140 mEq/l
K	4.2 mEq/l
Cl	99 mEq/l
BS	122 mg/dl

Serology :	
CRP	8.73 mg/dl

Sputum :
　Bacterial culture :
　MRSA (1+)
　PRSP (1+)

　Acid-fast bacillus :
　　smear : 3+
　　culture : *M. abscessus*
　Drug susceptibility test (μg/dl)
　　SM 16, EB 64, KM 2, INH > 32,
　　RFP > 32, LVFX 4, CAM > 32, ETH > 16,
　　AMK 2
　PCR :
　　M. tuberculosis (−)
　　M. avium (−)
　　M. intracellulare (−)

Blood :
　bacterial culture : (−)
　Acid-fast bacillus culture : (−)

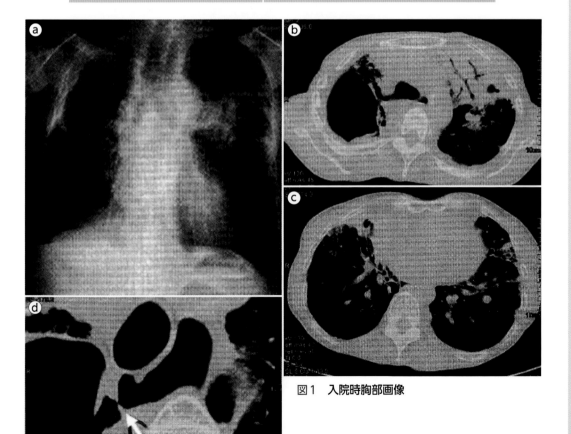

図1　入院時胸部画像

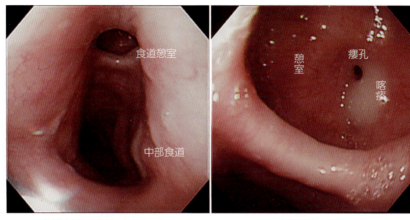

食道中部(門歯より25cm) 食道憩室と瘻孔

図2　上部消化管内視鏡像

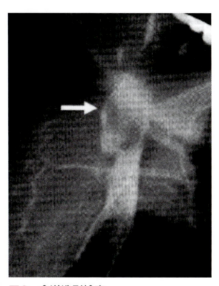

図3　食道造影検査

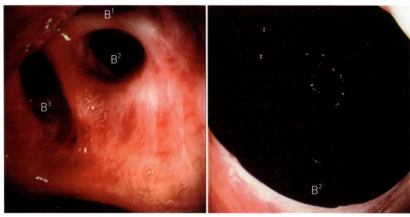

右上葉入口部 右B^2入口部

図4　気管支鏡所見

を認めた。そのため瘻孔を経て空洞内へ誤嚥を繰り返している可能性を考慮し，禁食・補液管理とした。食道造影検査（図3）では明らかな気道食道瘻を確認できなかった。さらに気管支鏡検査（図4）では右上葉の区域気管支$B^{1\sim3}$すべてが巨大空洞へ交通している所見を認めた。洞内を観察したが，食道への瘻孔は指摘し得なかった。その後は胃瘻造設術施行して経管栄養に切り替えたが，病勢は進行性で，喀痰喀出困難となり体力低下も相まって呼吸状態悪化して永眠された。

SLOGAN

難治性抗酸菌感染症の肺M. abscessus症には，早期から栄養管理を含めた集学的治療を考えよ！

疾患の解説

肺食道瘻はその成因から先天性と後天性に分けられ，後天性の50〜60％は悪性新生物に起因する[1]。後天性非悪性気道食道瘻の原因としては，①内視鏡や気管開口術や気管内挿管等による外傷，②肺切除・大動脈瘤に対する術後合併症，③食道憩室・食道炎・腐食性薬品による潰瘍，④肺化膿症・膿胸といった感染症が挙げられる[2〜4]。

感染症では結核が最多であり，その発生機序としては，①乾酪壊死を伴う傍気管支リンパ節の隣接する縦隔への穿破，②気管支結核による潰瘍病変が隣接する食道への侵食，③気道・食道間の炎症による牽引性食道憩室が二次的に続発性に瘻孔形成すると考えられている[3]。本症例でも気管周囲の縦隔リンパ節の腫脹を認めており，M. abscessus症による壊死を伴う長期炎症が，縦隔胸膜炎やリンパ節炎症へと波及して食道憩室を引き起こして続発性に瘻孔を形成したと考えられた。その他の感染症としては肺M. avium-intracellulare complex症術後に発症した例や，肺M. fortuitum症による報告例もある[3]。その他，梅毒・放線菌症・食道カンジダ症・ヒストプラズマ症での報告がなされている[3,5,6]。

肺食道瘻による症状は，液体摂取時の咳嗽発作や頸胸部の疼痛・喀痰への食物片混入・血痰・反復性肺炎などがあるが[2,5]，その症状は瘻孔の部位や大きさに依存するとされる[7]。本症例では空洞内への液状物流入が咳嗽反射を誘発し，空洞内に多量に存在するM. abscessusが経気道的に散布されて病変拡大に関与した可能性が考えられた。

肺食道瘻の診断は液体摂取時の咳嗽発作でその存在を疑い，食道造影検査や上部消化管・気管支内視鏡検査に加えて，バリウム内服後腹臥位CTも時に有用とされる[3]。食道造影検査が最も有用であり肺切除の適応に関する術前評価にも使用される[7]。内視鏡検査では肉眼的な評価だけでなく，メチレンブルー注入によ

る瘻孔の証明や，瘻孔部位の生検による悪性細胞や肉芽腫の診断が可能である[2)4)]が，内視鏡にて瘻孔開口部を確認することは困難なことが多い[3)5)]。

瘻孔の発生部位としては，食道疾患によるものは左主気管支と食道が近接するために左側に多くなり，一方で縦隔リンパ節炎が関与する例は右側に多いとされる[1)8)]。本症例では右上葉支と右側食道中部憩室との瘻孔が疑われた。解剖学的に右側食道中部が一番胸膜に接近するとされ[9)]，縦隔リンパ節の炎症が右側牽引性食道憩室を引き起こし，近接した縦隔側肺内空洞との瘻孔を形成したと考えられた。

肺食道瘻の治療は，水酸化ナトリウムと酢酸の注入による瘻孔閉鎖術や経内視鏡的瘻孔焼灼術・胃瘻増設・遊離空腸によるバイパス術・食道瘻孔閉鎖肺合併切除術・胸筋弁や大網・心臓脂肪・肥厚胸膜による空洞閉鎖術などが挙げられている[1)~3)5)8)]。一方で抗結核化学療法により炎症を沈静化させることで自然閉鎖したという報告もある[1)10)]。本症例は，肺 *M. abscessus* 症という難治性の病態であり，内科的に閉鎖を期待することは困難であった。また胃瘻造設をするも経管栄養後に下痢が頻発し，十分なカロリー摂取と体力回復には繋がらなかった。術後合併症や死亡率の大部分は肺合併症や患者の全身状態によるとされ[2)]，本症例も長期にわたる闘病生活に伴う体力低下・栄養不良・呼吸機能の低下があり，手術は困難な状況であった。

肺食道瘻は肺 *M. abscessus* 症により生じる合併症である一方で，同症の増悪要因となる可能性もあり，注意が必要であると考えられた。

主治医のつぶやき

NTM症は治療が長期に及ぶことが多く，その中でも *M. abscessus* による感染症は最も難治と考えられており，その治療・管理には感染管理だけでなく，栄養管理を含めた包括的なアプローチが必要であることを肝に銘じた症例である。

本内容は，國保成暁，林　宏紀，松山政史，ほか．肺食道瘻が繰り返す増悪に関与したと考えられた *Mycobacterium abscessus* 肺感染症の1例．日呼吸会誌2010；48：696-701を日本呼吸器学会より許諾を得て改変掲載したものである．

【文　献】

1) Coleman FP, Bunch GH Jr. Acquired non-malignant esophago-tracheobronchial communications. Chest 1950; 18: 31-48.
2) Cherveniakov A, Tzekov C, Grigorov GE, et al. Acquired benign esophago-airway fistulas. Eur J Cardiothorac Surg 1996; 10: 713-6.
3) Vasquez RE, Landay M, Kilman WJ, et al. Benign esophagorespiratory fistulas in adults. Radiology 1988; 167: 93-6.
4) Lado Lado FL, Golpe Gómez A, Cabarcos Ortíz de Barrón A, et al. Bronchoesophageal fistulae secondary to tuberculosis. Respiration 2002; 69: 362-5.
5) 畠山暢生，岡野義夫，三木真理，ほか．後天性食道気管支瘻を合併した多剤耐性肺結核の1例．日呼吸会誌 2004；42：755-9.

6) Kanzaki R, Yano M, Takachi K, et al, Candida esophagitis complicated by esophago-airway fistula: report of case. Surg Today 2009; 39: 972-8.
7) Judd DR, Dubuque T Jr. Acquired benign esophagotracheobronchial fistula. Chest 1968; 54: 237-40.
8) Magni AA, Gaissert HA, Wright CD, et al. Benign broncho-esophageal fistula in the adult. Ann Thorac Surg 2002; 73: 911-5.
9) Behera G, Dutta P, Manjhi R, et al. Esophago-pleural fistula with pulmonary tuberculosis. J Coll Physicians Surg Pak 2007; 17: 238-9.
10) Rämö OJ, Salo JA, Isolauri J, et al. Tuberculous fistula of the esophagus. Ann Thorc Surg 1996; 62: 1030-2.

▼症状（咳嗽），画像パターン（浸潤影）

CASE 25 肺結核の標準治療後，同時に存在していた気管支結核からの菌体成分に由来する器質化肺炎が出現した症例

蛸井　浩行

症　例

患　者：80歳，男性。
主　訴：咳嗽，喀痰。
既往歴：76歳より2型糖尿病で内服加療中。
喫煙歴：20〜45歳　20本/日。
現病歴：X年10月頃より咳嗽・喀痰が出現した。前医で胸部X線写真を撮影したところ異常陰影を認め，同年12月に当院を受診した。初診時の胸部X線写真では右上肺野の浸潤影を，胸部単純CTでは右B^1の壁肥厚，S^1bのエアーブロンコグラムを伴うコンソリデーション，そのほかに索状影や小粒状影を認めた（図1）。初診時喀痰の抗酸菌塗抹検査が3＋，同結核菌群PCRが陽性となり，肺結核の診断で入院となった。3日連続採痰ののち，同12月より抗結核薬の投与を開始した。80歳と高齢ではあったが肝機能に大きな問題がないため，イソニアジド（INH）300 mg，リファンピシン（RFP）450 mg，エタンブトール（EB）750 mg，ピラジナミド（PZA）1.2 gの4薬を投与した。のちに上記喀痰より全剤感受性菌であることを確認した。抗結核薬投与開始より約40日間で喀痰抗酸菌塗抹が陰性化し，退院となった。以後，外来direct observed treatment（DOT）のもと抗結核薬内服を継続した。治療開始後30日目以降の喀痰はすべて抗酸菌培養陰性であった。糖尿病を合併していることから，計9ヵ月治療（2HREZ/7HR）とした。経過中，特に問題となる副作用はみられなかった。治療完了時であるX＋1年9月外来の胸部X線写真で，右下肺野に淡い浸潤影が出現した。自覚症状はなく，血液検査においても炎症所見を認めなかったため，1ヵ月後のfollowとした。10月の胸部X線写真でさらに陰影の増強を認め，精査目的で2回目の入院となった。

入院時身体所見および検査所見：身長156 cm，体重45.0 kg。体温36.5℃，脈拍70回/分・整，血圧102/56 mmHg，Sp_{O_2} 97％（room air）。胸部聴診上明らかなラ音を聴取せず。胸部CTでは右S^1で気管支壁肥厚像と周囲の浸潤影を認めるが，抗結核薬投与前と比べると改善している。一方，治療開始前にはみられなかった右下葉胸膜直下の帯状コンソリデーションおよびすりガラス影を認める（図2）。入院時検査所見では初診時と同程度のHb_{A1c}高値以外に特記すべき所見を認めなかっ

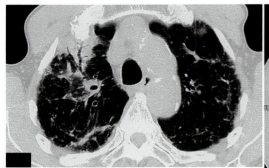

図1 胸部CT（初診時）

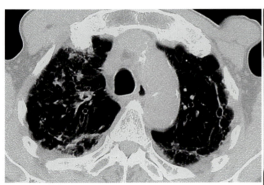

図2 胸部CT（入院時）

た（表）．

入院後経過：新規病変精査を主目的に気管支鏡検査を施行した．新規出現した部位に相当する右底幹支で気管支洗浄を行ったところ，抗酸菌塗抹は陰性，結核菌群PCRは陽性であった．一方，右B^1a入口部が白色壊死様物質で閉塞しているのが認められ（図3），同部洗浄液で（コンタミネーションを考慮し，右底幹支洗浄時とは異なる気管支鏡を使用），抗酸菌塗抹1＋，結核菌群PCR陽性の結果が得られた．壊死様物質の組織像では乾酪壊死とZiehl-Neelsen染色陽性の菌体が観察された．これらの所見から，肺結核に加え，右B^1の気管支結核と診断した．日を改めて右S^8，S^9より経気管支肺生検（TBLB）を行い，肺胞腔内の器質化を伴う線維組織の増生が認められた（図4）．のちに，上記検体の抗酸菌培養検査はいずれも陰性と判明した．以上より，右B^1気管支結核の死菌が経気道的撒布によって同側下葉に器質化肺炎を形成したものと考えられた．無症候性かつ機能的にも大きな問題がみられないことから，副腎皮質ステロイド投与は行わず経過観察としたところ，以後陰影は改善傾向へ転じた．

表　入院時検査所見

Hematology		Serology	
WBC	3,700/μl	NT-proBNP	94.9 pg/ml
Neu	73.6%	CEA	5.5 ng/ml
Lym	16.3%	Anti-CCP Ab	0.8 U/ml
Mon	9.6%	ANA	×40
Eos	0.8%	Cryptococcal Ag	(−)
RBC	409×10^4/μl		
Hb	13.1 g/dl	Pulmonary function test	
Plt	16.3×10^4/μl	VC	2.44 l
		%VC	83.3%
Biochemistry		FEV$_1$	2.36 l
TP	7.1 g/dl	%FEV$_1$	134.1%
Alb	4.3 g/dl	FEV$_1$%	97.5%
AST	26 IU/l	RV	2.15 l
ALT	22 IU/l	%RV	127.2%
LDH	219 U/l	TLC	4.57 l
BUN	21 mg/dl	%TLC	92.3%
Cre	0.88 mg/dl	%D$_{LCO}$	126%
CRP	0.14 mg/dl		
HbA1c (NGSP)	6.9%		
Coagulation			
APTT	33.7 sec		
PT-INR	1.14		

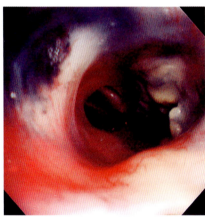

図3　気管支鏡所見

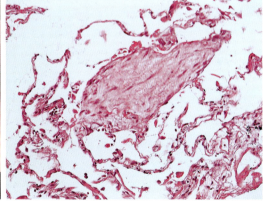

図4　TBLB所見

SLOGAN

肺結核治療後の新規陰影は再発とは限らない。
菌体成分に対するparadoxical responseを忘れるな！

疾患の解説

　本症例の病態は，従来より初期悪化あるいはparadoxical responseと呼ばれる，結核菌体成分により惹起される局所遅延型過敏反応であることが示唆された。そもそもわが国において，いわゆる初期悪化の概念は1978年，浦上らにより提唱された[1]。浦上によると，初期悪化とは「化学療法開始1〜3ヶ月後の胸部X線像の悪化をいい，RFPを含む初回強化療法施行例で，治療前菌陽性，使用薬に感性であり，結核治療に悪影響を及ぼす合併症（糖尿病，塵肺など）がなく，同じ化療剤の使用で菌は順調に減少するか消失を見，X線像もその3〜6ヶ月後に改善をみるもの」としている[2]。中園らは1991年，INH・RFP 2薬を含む化学療法を行った未治療肺結核患者1,321例中60例（4.5％）に胸部X線写真陰影の一時的な増加が認められたと報告した。同60例のうち6例は，本症例と同様，治療終了後に陰影増加が見られたという。これら陰影増加が必ずしも治療開始初期に起こらないのは，死菌成分の管内性進展が治療初期以降にも起こるためと考えられる。同報告では8症例で悪化した病変に対する生検がなされており，5例が類上皮細胞肉芽腫，2例が非特異的気管支炎，1例では器質化肺炎に似た肺胞内器質化の所見がみられた[3]。増本らは，肺結核に対してINH，RFP，EB，ストレプトマイシン（SM）による4薬治療開始3カ月後に両肺浸潤影が出現し，TBLBで器質化肺炎に類似した病理像を呈し，ステロイドが著効した1例を報告している[4]。濱田らは肺結核症8例の初期悪化病変の組織所見を検討したところ，乾酪壊死を伴う類上皮細胞肉芽腫を3例，壊死を伴わない小肉芽腫と胞隔のリンパ球浸潤を4例，気腔内の器質化浸出病変を4例に認め，肺胞上皮傷害の像を1例に認めたという[5]。海外ではこの「初期悪化」に相当する用語として「paradoxical reaction」[6]あるいは「paradoxical progression」「paradoxical response」が通常用いられている。これら初期悪化の画像的特徴として，Akiraらは次のように報告している。初期悪化13例中8例では初期病変の融合，拡大と周囲に広範なすりガラス状影が認められた。一方，13例中5例で初期病変とは離れたところにすりガラス状影やコンソリデーションの出現が認められ，これらの陰影は主に胸膜直下に分布した[7]。本症例も同様に，初期病変とは離れたところにすりガラス状影やコンソリデーションが出現し，胸膜直下の帯状分布を示していた。強力な化学療法で細菌学的な効果を得ているにもかかわらず陰影の悪化を来す場合，その病態は菌体成分に対する免疫過敏反応と考えられてきた。本症例では治療終了後に悪化した陰影の部位より，培養陰性が確認された結核菌体成分（死菌）が検出された。また同悪化病変の組織所見は肺胞腔内の器質化であった。以上の結果は，これまで報告されてきた初期悪化の経過と同様であり，またその病態が死菌成分に対する局所反応であるという従来の仮説を補うものと考えられた。気管支結核患者において，これらの局所反応がなぜ原病巣周囲ではなく遠隔部位に生じるのかに関して，関根らは，気管支結核病変により同部より末梢への死菌撒布が阻害され，過敏反応が起こらなかった可

能性について述べている[8]。あるいは，原病変周囲ではすでに過敏反応が収束している可能性も考えられた。器質化肺炎あるいは肺胞腔内器質化の病因に関しては，これまでに種々の報告があるが[9]，結核菌体成分が局所で肺胞内器質化を惹起する詳細な機序はいまだ不明であり，今後さらなる研究が望まれる。初期悪化がみられた肺結核症例の病型に関する検討は，前述した中園らの報告が詳しい。これによれば，初期悪化がみられた60症例のうち，学会病型II型が35例（58.3%），III型が25例（41.7%）と，空洞を有する症例がやや多かった[3]。しかし，III型症例のうち気管支結核の合併に関する記述はない。浦上は，初期悪化を来した群はそうでない群と比較して，治療開始前の排菌量が多いと報告している[2]。すなわち，経気管支的に散布され得る菌体成分が多いほど経気管支的撒布が起こりやすいと考えられ，本症例のように明らかな空洞が見られずとも，排菌源となり得る気管支結核が存在する場合，経気管支的撒布が起こりやすいと考えられる。気管支結核は，化学療法が有効であったとしてもその治癒過程において気道の狭窄・閉塞を来し得ることから[10]，後遺症の予見のために早期診断が必要である。したがって，本症例のように明らかな空洞病変をもたない肺結核症例で遠隔部位に新規陰影の出現が見られた場合，気管支結核の合併を考慮して気管支鏡検査を行うことが重要であると考えられる。

主治医のつぶやき

　気管支結核は，化学療法が有効であったとしてもその治癒過程において気道の狭窄・閉塞を来し得ることから[10]，後遺症の予見のために早期診断が必要である。したがって，本症例のように明らかな空洞病変をもたない肺結核症例で遠隔部位に新規陰影の出現がみられた場合，気管支結核の合併を考慮して気管支鏡検査を行うことが重要であると考えられる。

　本内容は，蛸井浩行，角田義弥，林 士元，ほか．標準治療後，管内性進展による死菌播種から肺胞腔内器質化をきたした気管支結核の1例．日呼吸誌2013；2：401-4を日本呼吸器学会より許諾を得て改変掲載したものである。

【文　献】

1) 浦上栄一, 三井美澄, 長沢誠司, ほか. 肺結核強化化学療法にみられる興味ある所見について. 日胸 1978；37：882-93.
2) 浦上栄一. 結核の悪化：鑑別診断：初期悪化. 結核 1982；57：544-8.
3) 中園智昭. 肺結核の初回化学療法中および終了後にみられたX線陰影の増加について. 結核 1992；67：449-56.
4) 増本英男, 前崎繁文, 荒木 潤, ほか. 肺結核の治療中に肺胞腔内器質化と肺隔炎をみる初期悪化像がびまん性に出現した1例. 気管支学 1995；17：180-5.
5) 濱田 薫, 玉置伸二, 徳山 猛, ほか. 肺結核化学療法早期にみられる陰影増大, いわゆる初期悪化の組織学的検討. 呼吸 1997；16：949-53.
6) Smith H. Paradoxical responses during the chemotherapy of tuberculosis. J Infect 1987; 15: 1-3.
7) Akira M, Sakatani M, Ishikawa H. Transient radiographic progression during initial treatment of pulmonary

tuberculosis: CT findings. J Comput Assist Tomogr 2000; 24: 426-31.
8) 関根朗雅, 角田義弥, 田中　徹, ほか. 気管支結核再発の1例：気管支狭窄による特殊性に関して. 日呼吸誌 2012；1：418-23.
9) Cordier JF. Cryptogenic organising pneumonia. Eur Respir J 2006; 28: 422-46.
10) 稲垣敬三, 小山　明, 荒井他嘉司, ほか. 気管気管支結核症：結核性気管支狭窄の治療を中心に. 気管支学 2001；23：368-74.

▼症状（発熱，食欲不振），画像パターン（浸潤影，胸水）

CASE 26 肺浸潤影・胸水貯留で発症し，播種性結核に播種性クリプトコッカス症の合併が明らかとなった高齢女性の症例

蛸井　浩行

症例

患　者：84歳，女性。
既往歴：83歳；発作性心房細動。
喫煙歴：なし。
吸入歴：なし。
現病歴：X年1月下旬，発熱と食欲不振のため近医を受診。両肺浸潤影・胸水貯留を認め，肺炎および心不全として入院加療となったが，改善が乏しかった。さらに喀痰抗酸菌塗抹1＋，結核菌群PCR陽性となったため，31日後に肺結核加療目的で当院へ転院となった。
主な入院時現症：意識清明，るいそう著明，SpO_2 97％（1l鼻カニューレ安静時），胸部聴診上明らかなラ音を聴取せず。
主な入院時検査所見：白血球6,200/μl（好中球93％，リンパ球4％）とリンパ球減少あり，CD4陽性リンパ球は40/μlと高度低値であった。HIV抗原・抗体は陰性であった。明らかな肝機能障害・腎機能障害は認められず。胸部単純CTでは全肺に小葉中心性粒状影，囊胞状気管支拡張像，胸膜直下のコンソリデーション，右上葉・左上区のすりガラス影と強い容量減少など，多彩な所見がみられた（図1）。肺野および肺門・縦隔リンパ節に石灰化は見られなかった。喀痰抗酸菌塗抹2＋，結核菌群PCR陽性。
入院後経過：喀痰からの結核菌検出，CTでの全肺小葉中心性粒状影から，肺結核としてイソニアジド（INH：H），リファンピシン（RFP：R），エタンブトール（EB：E），ピラジナミド（PZA：Z）による4薬治療を開始した。しかしのちに尿の結核菌群PCRが陽性と判明し，播種性結核と診断した（肺に粟粒影がはっきりせず，診断名としては粟粒結核より播種性結核がより適切と思われた）。さらに，入院時の血液培養2セットから酵母様真菌を検出し，のちに*Cryptococcus neoformans*と同定された。続いて尿培養からも*C. neoformans*が検出された。血清クリプトコッカス抗原は256倍と高値であった。髄液からは結核菌および*Cryptococcus*の検出はなかったが，頭部造影MRIでは右小脳結節および脳表に多発する造影域を認めた。以上より播種性結核に加え，播種性クリプトコッカス症と診断された。播種性ク

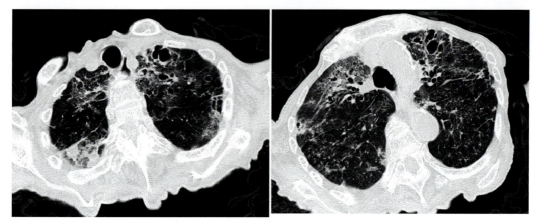

図1　胸部単純CT（入院時）

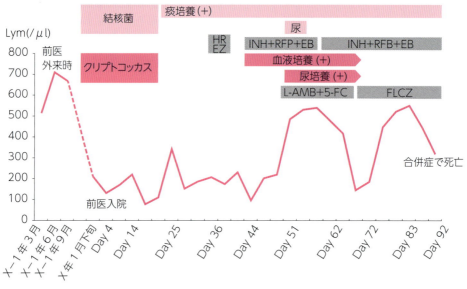

図2　臨床経過

リプトコッカス症に対してはアムホテリシンBリポソーム製剤（L-AMB）とフシトシン（5-FC）の投与を開始し、同2薬を2週間投与ののちにフルコナゾール（FLCZ）へ変更した。FLCZ投与に先行して，RFPはリファブチン（RBT）へ変更した。

これら治療により，血液および尿培養での*Cryptococcus*陰性化や喀痰中結核菌量の減少など，一定の細菌学的効果が認められた。しかし第63病日に，原病とは異なる合併症（ジギタリス中毒による房室ブロック）によって死亡した。

本症例の全経過を図2に示す。

SLOGAN

結核感染による免疫能の低下がさらなる感染症を引き起こす！

疾患の解説

　台湾の大学病院からの報告によると，1993〜2006年の間，クリプトコッカス症の5.4％，結核患者の0.6％に両者の合併感染が認められ，合併感染症例23例中52％が非HIV感染者であった[1]。結核菌，C. neoformans はいずれも細胞内寄生菌であり，その感染防御にはCD4陽性ヘルパーT細胞が必須である。特にTh1関連サイトカインであるIFN-γやTNF-αが感染防御に関連する。本症例ではIGRA（QuantiFERON®）検査で陽性コントロールに対する値（M値）は正常であり，IFN-γの産生は正常に保たれていると思われた。一方で入院時のCD4陽性リンパ球は40/μlと低値であった。HIV陽性患者の場合ではあるが，結核はCD4陽性リンパ球250/μl未満で，クリプトコッカス症は100/μl未満で起こりやすいとされる[2]。本症例でHIV抗原・抗体は陰性であった。結核とリンパ球の関係について，非HIV結核患者の14.4％でCD4陽性Tリンパ球が300/mm^{3}未満に減少しており[3]，非HIV肺結核症例のCD4陽性Tリンパ球減少は，低アルブミン血症，低BMI，病変の広範囲な患者により多く認められ[4]，さらに粟粒結核とリンパ球減少には関連があることも報告されている[5,6]。加えて，加齢に伴いCD4陽性Tリンパ球サイトカイン産生能が低下する[7]，といった報告がある。本症例では，もとからあった加齢や低BMIなどによる細胞性免疫能の低下が播種性結核を引き起こし，さらに播種性結核による免疫低下がおそらく内因性再燃としての播種性クリプトコッカス症を招いたとみられる。また，治療の経過でリンパ球の再度増加を認めており（図2），非HIV肺結核患者に対し抗結核薬治療を行い，低下していたCD4陽性Tリンパ球数の正常化を認めたとする従来の報告[8,9]と合致した。

主治医のつぶやき

　クリプトコッカス症と結核の合併感染は，それぞれの単独感染と判別が時に難しい[2,10]。粟粒結核の発症により免疫不全が引き起こされ，本症例のようにクリプトコッカス症の内因性再燃型の発症があり得るということを，呼吸器内科医として留意する必要があると考えられた。

【文　献】

1) Huang CT, Tsai YJ, Fan JY, et al. Cryptococcosis and tuberculosis co-infection at a university hospital in

Taiwan, 1993-2006. Infection 2010; 38: 373-9.
2) Chayakulkeeree M, Perfect JR. Cryptococcosis. Infect Dis Clin North Am 2006; 20: 507-44.
3) Kony SJ, Hane AA, Larouzé B, et al. Tuberculosis-associated severe CD4 + T-lymphocytopenia in HIV-seronegative patients from Dakar. SIDAK Research Group. Infect 2000; 41: 167-71.
4) Jones BE, Oo MM, Taikwel EK, et al. CD4 cell counts in human immunodeficiency virus-negative patients with tuberculosis. Clin Infect Dis 1997; 24: 988-91.
5) Maartens G, Willcox PA, Benatar SR. Miliary tuberculosis: rapid diagnosis, hematologic abnormalities, and outcome in 109 treated adults. Am J Med 1990; 89: 291-6.
6) Lombard EH, Mansvelt EP. Haematological changes associated with miliary tuberculosis of the bone marrow. Tuber Lung Dis 1993; 74: 131-5.
7) Shimatani K, Nakashima Y, Hattori M, et al. PD-1 + memory phenotype CD4 + T cells expressing C/EBPalpha underlie T cell immunodepression in senescence and leukemia. Proc Nat Acad Sci U S A 2009; 106: 15807-12.
8) Turett GS, Telzak EE. Normalization of CD4 + T-lymphocyte depletion in patients without HIV infection treated for tuberculosis. Chest 1994; 105: 1335-7.
9) Pilheu JA, De Salvo MC, Gonzalez J, et al. CD4 + T-lymphocytopenia in severe pulmonary tuberculosis without evidence of human immunodeficiency virus infection. Int J Tuberc Lung Dis 1997; 1: 422-6.
10) Harries AD. Tuberculosis in Africa: clinical presentation and management. Pharmacol Ther 1997; 73: 1-50.

▼症状（検診），画像パターン（血管陰影）

CASE 27 健診胸部X線検査を契機に診断された血管奇形の2例

三浦　由記子

症例1

患　者：15歳，女性。
主　訴：胸部異常陰影の精査。
既往歴：特記すべき事項なし。
家族歴：父；高血圧。
生活歴：喫煙歴なし，飲酒歴なし。
現病歴：学校健診で，12歳時に心電図上不完全右脚ブロック指摘されるも，心臓超音波異常なく経過観察，15歳時に胸部X線写真上心拡大を指摘され当院受診，心臓超音波検査で肺高血圧を認め，精査入院となった。
入院時X線写真所見（図1）：心胸郭比51.5％，左第2弓突出，両側の肺動脈拡張（20mm）を認めた。
胸部CT所見（図2）：奇静脈（azygos vein：Az）が上大静脈（superior vena cava：SVC）に流入するレベルで，傍気管支部に拡張した奇静脈弓を認めた。大動脈（Aorta：Ao）背側において半奇静脈（hemiazygos，矢頭）の拡張と左S^9末梢には肺血管拡張所見（矢印）を認めた。
腹部CT所見（図3）：左側に本症例，右側に正常例を示す。門脈（portal vein：PV）欠損，下大静脈（inferior vena cava：IVC）欠損，Az拡張および側副血行路（図3a）を認めた。さらに左上腹部には過分葉した脾臓も認められた。
心電図：不完全右脚ブロック。
心臓超音波：駆出率71.3％，右房右室圧較差51〜53mmHg。
右心カテーテル：AzがSVCを介して右房（right atrium：RA）に流入，平均肺動脈圧は31mmHgであった。
入院後経過：右心カテーテル所見より，下大静脈欠損，奇静脈結合と診断した。また，肺高血圧については，除外診断で特発性肺動脈性肺高血圧症と診断し，NYHA Ⅰ度にて経口Ca拮抗薬を開始した。初診より10年間，症状著変なく，心胸郭比51.6±1.7％，心臓超音波上推定肺動脈圧26.3±2.2mmHg，右心カテーテル上平均肺動脈圧は著変なく（**表**），安定していたが，挙児希望を契機に肺高血圧症合併妊娠のリスク評価のため，千葉大学医学部附属病院へ紹介，精査入院となっ

た。
　同院にて，腹部超音波上，門脈本幹の閉塞，海綿状血管腫様所見を認め，肝外門脈閉塞症と診断され，肺高血圧の原因は，肝外門脈閉塞症に伴う門脈圧亢進症と考えられた。6分間歩行試験の結果，Sp_{O_2}，また呼吸機能検査上肺拡散能の低下が進行していたため，診断から11年経過した時点で，アンブリセンタンを導入，平均肺動脈圧，肺血管抵抗，肺拡散能の改善を認めた（表）。その後妊娠希望を考慮し，シルデナフィルへ変更した。以降，妊娠・出産はしておらず，循環動態は安定している。

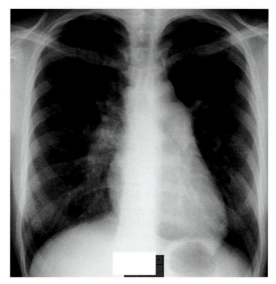

図1　入院時胸部X線写真

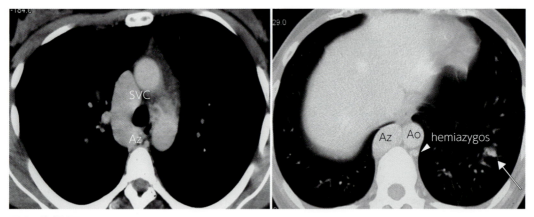

図2　胸部CT
　Azおよび奇静脈弓の拡張，Ao背側において半奇静脈（矢頭）の拡張，左S^9末梢の肺血管拡張（矢印）を認めた。

症例2

患　者：19歳，男性。
既往歴：特記すべき事項なし。
家族歴：父；肺結核（10年前）。
生活歴：喫煙15本×1年，機会飲酒。
現病歴：健診で胸部異常陰影指摘され紹介受診，胸部X線写真上左上葉に浸潤影を認め，喀痰検査施行，抗酸菌塗抹検査陰性にて細菌性肺炎を考え，外来でTFLX 600mg投与したところ陰影の縮小を認めた。しかし，のちにQFT-2G陽性と判明，肺結核の可能性を考え，気管支鏡検査目的のため入院となった。
胸部X線写真：左上肺野に浸潤影，右上肺野縦隔側には拡張した奇静脈弓を認め

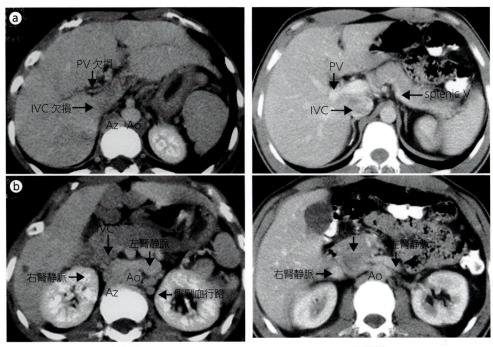

図3 腹部CT

	心臓超音波		右心カテーテル			呼吸機能	6分間歩行試験	
	駆出率 (%)	推定 肺動脈圧 (mmHg)	平均 肺動脈圧 (mmHg)	肺動脈圧 楔入圧 (mmHg)	肺血管抵抗 (dyne/ s/cm^5)	肺拡散能 (%)	歩行距離 (m)	最低Spo$_2$ (%)
X年			31	22	不明			
X+1年	58.4	29.5						
X+2年	80.9	25.8						
X+7年	74.6	25						
X+8年	71.3	25				72.1	460	92
X+9年			28	7	237	62.4	505	94
X+10年			32	11	235	60.9	500	87
肺血管拡張薬投与後								
X+12年			26	14	155	70.9		

表 心機能，呼吸機能の経時変化

た（図4）。

胸部CT所見：左S^{1+2}に結節影，AzがSVCに流入するレベルで，傍気管支部に拡張した奇静脈弓を認めた（図5）。冠状断にて，肝静脈が下大静脈を介さず直接右房に流入，IVC形成不全と先細りを認めた（図6）。

入院後経過：左B^{1+2b}より施行した気管支洗浄液より結核菌が培養され，肺結核と診断し，抗結核薬を開始した。また，心血管系に関しては，肺高血圧等は認めず，その他明らかな奇形も伴わず，経過観察とした。

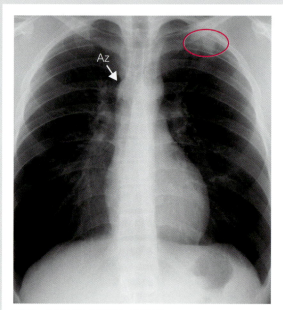

図4 入院時胸部X線写真所見

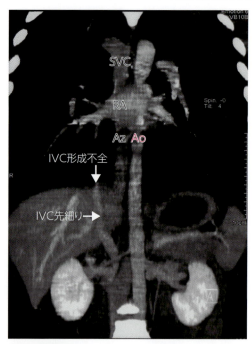

図6 腹部CT

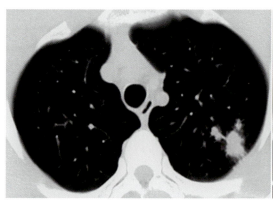
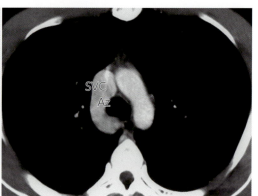

図5 胸部CT

SLOGAN

縦隔条件では常に奇静脈の拡張の確認を！

疾患の解説

　下大静脈欠損，奇静脈結合は，比較的まれな先天奇形の一つであり，先天性心疾患の0.02～2.0％[1)～3)]に合併すると報告されている．大静脈系の奇形の中では

左大静脈遺残に次いで多く，心奇形（85％），内臓逆位，多脾症，無脾症を合併しやすい．逆に多脾症の60〜70％にみられる[4]．多脾症は，左右分化障害に基づくまれな先天性疾患で，両側左房構造を示し，女性に多いとされる．しばしばほかの奇形を合併し，その一つに下大静脈欠損，奇静脈結合が報告されている[5]．心疾患などを伴わない場合，側副血行路により循環が保たれ無症候性のことが多い．ただし，無症候性の場合でも，開心術，中心静脈カテーテル留置時には注意を要し，また深部静脈血栓症のリスク因子となり，注意が必要である．成因としては，①下大静脈形成時，その腎分節となる右主下静脈と肝臓の結合不全・萎縮説，②周産期の下大静脈血栓説がある．

血管の走行異常による血管抵抗増大から静脈圧が上昇し，下肢からの静脈血がうっ滞し，深部静脈血栓症を来すことがある．本症では血栓性素因なしに約5％発症すると報告されている[6]．気管支静脈の圧上昇を生じ，喀血の原因にもなる．

今回，健診を契機に，下大静脈欠損，奇静脈結合を認めた2例を報告した．

症例1は，多脾症を伴い，肝外門脈閉塞症と診断，門脈圧亢進症による肺高血圧を認めた．本症例が呈した門脈圧亢進症に伴う肺動脈性肺高血圧症（門脈肺高血圧症）の予後因子は，肝硬変合併，平均肺動脈圧≧35 mmHg，肺血管抵抗≧250 $dyn/s/cm^5$であり，標準治療がなされた場合，1年生存率88％，3年生存率75％，5年生存率68％と報告されている[7]．無治療の場合，5年生存率14％と，特発性肺高血圧症の38.1％よりも予後不良である[8]．また，一般的には特発性肺高血圧症の治療と同様であるが，肝移植の適応の場合には，移植前の循環動態を平均肺動脈圧＜35 mmHg，肺血管抵抗＜250 $dyn/s/cm^5$に保つ必要がある．予後の予測，治療管理の観点からも，肺高血圧の原因特定はいうまでもなく重要である．本症例は，比較的循環動態は保たれていたが，挙児希望を契機に専門施設へ紹介したところ，紹介前には捉えられなかった門脈体循環シャント（PSシャント）の存在が確認され，肝外門脈閉塞症が基礎にあることが判明した．若年女性では妊娠による急激な循環動態悪化のリスクと高率な母体死亡率が報告されており，注意が必要である[8]．奇静脈の拡張は，右心不全，門脈圧亢進，SVCまたはIVCの閉塞に由来する可能性がある[9]．これまで下大静脈形成不全，奇静脈結合に肝外の門脈体循環シャントを合併した例は小児で3例報告されているが，いずれも内臓逆位，チアノーゼなどの明らかな病的所見を認めて発見されている[10]．先天性の奇形は，成人例の場合は無症候性で発見されることもあり，常日頃から臨床所見をよくみておく必要がある．

一方，症例2は，肺結核を契機に診断されたが，明らかなほかの奇形を伴わず，肺高血圧などを認めず，臨床的には問題がないと判断し，経過観察とした．近年，本症例のようにCTの発達により，心血管系の欠損，形成不全，多脾症といった奇形に遭遇する機会が増えており，軽症で無症候性のものも，比較的多く成人で発見される例が散見される．このような症例では，日常的に治療管理が必要なくても，将来，手術，中心静脈カテーテル留置といった処置が必要になった際，心血管系，腹部臓器の形態異常をあらかじめ把握していることは手技上重要である．

また，深部静脈血栓のリスク因子になるという認識のもとに管理することも，極めて大切である．胸部，上腹部CTを見る機会の多い呼吸器内科医としては，患者の臨床所見とよくあわせて，このような奇形があり得ること，そして将来的に回避し得るリスクがあることを念頭に置いて臨床に従事していくことが大切であると考えられる．

主治医のつぶやき

今回，下大静脈欠損，奇静脈結合において，治療介入の必要な症例1と，必要ない症例2を経験した．症例1に関しては，肺高血圧を認めるものの，循環動態は保たれており特発性としてCa拮抗薬のみで経過観察としていたが，挙児希望を契機に専門施設へ紹介，肝外門脈閉塞症を基礎に，門脈圧亢進症による肺動脈性肺高血圧症と診断された．門脈肺高血圧症は，特発性よりも予後が悪く，移植を要する場合には，循環動態を保つ目標値が設定されており，治療管理が異なってくる．また，若年女性の肺高血圧症例では，妊娠による急激な循環動態悪化と死亡のリスクが報告されており，徹底した原因検索と適切な治療管理が重要である[11]．しかし，本症例のように15歳で初診となり，その後比較的長期に安定している場合，どの時点で大学病院などの専門施設に紹介するかは難しい判断であると思われる．本症例では，重篤な状態になる前に治療を導入することはできたが，挙児希望がなければその後も特発性として経過をみていた可能性がある．初診後すぐに専門施設へ紹介すべきであったか，より早期の診断・治療介入によってその後の経過に影響を及ぼした可能性はあったかなど，教訓を残した症例であった．

【文 献】

1) 蒋田 修，片平和博，森下愛文，ほか．健診で異常を指摘された下大静脈奇静脈結合の2例．臨放 1994；39：745-8.
2) Anderson RC, Adams P Jr, Burke B. Anomalous inferior vena cava with azygos continuation (infrahepatic interruption of the inferior vena cava). Report of 15 new cases. J Pediatr 1961; 59: 370-83.
3) 山口昂一，高宮 誠，渡辺伸之，ほか．下大静脈欠損症7例について．臨放 1970；15：94-105.
4) Roguin N, Lam M, Frenkel A, et al. Radionuclide angiography of azygos continuation of inferior vena cava in left atrial isomerism (polysplenia syndrome). Clin Nucl Med 1987; 12: 708-10.
5) Freeman JL, Jafri SZ, Roberts JL, et al. CT of congenital and acquired abnormalities of the spleen. Radiographics 1993; 13: 597-610.
6) Ruggeri M, Tosetto A, Castaman G, et al. Congenital absence of the inferior vena cava: a rare risk factor for idiopathic deep-vein thrombosis. Lancet 2001; 357: 441.
7) Le Pavec J, Souza R, Herve P, et al. Portopulmonary hypertension: survival and prognostic factors. Am J Respir Crit Care Med 2008; 178: 637-43.
8) 中西宣文，安藤太三，植田初江，ほか．肺高血圧症治療ガイドライン（2012年改訂版）．循環器病の診断と診療に関するガイドライン（2011年度合同研究班報告）2012；1-69.
9) Fernandes R, Israel RH. Isolated azygos continuation of the inferior vena cava in the elderly. Respiration 2000; 67: 229-33.
10) Newman B, Feinstein JA, Cohen RA, et al. Congenital extrahepatic portosystemic shunt associated with

heterotaxy and polysplenia. Pediatr Radiol 2010; 40: 1222-30.
11) 林　士元，須磨崎有希，角田義弥，ほか．下大静脈欠損，奇静脈結合に肝外門脈閉塞症による門脈肺高血圧を合併した1例．Ther Res 2012；33：1499-1501.

▼症状（血痰），画像パターン（空洞，多発結節影）

CASE 28 肺NTM症で治療中に肺炎を繰り返し，病原性のある菌が複数認められた症例

三浦　由記子

症例

患　者：72歳，男性。
主　訴：血痰。
家族歴：父；35歳で死亡（詳細不明）。
既往歴：20歳；肺結核（右上葉切除術後，INH，PAS，SMで加療），30歳；痔核手術，両側副鼻腔炎手術，42歳；非結核性抗酸菌（NTM）症，52，67歳；肺炎，56歳；慢性C型肝炎，大腸ポリープ，内頸動脈狭窄，71歳；左篩骨洞副鼻腔炎，72歳；胃潰瘍。
生活歴：喫煙歴なし，飲酒歴；70歳より中止。
現病歴：42歳時に *Mycobacterium intracellulare* による肺NTM症と診断され，INH，RFP，EBにより培養陰性化を得て，以降9年間はCAM200mg単薬で治療されていたが，67歳時に再び培養が陽性化した。CAM，EB，RFPで加療開始するも培養陽性は持続していた。71歳時に細菌性肺炎で入院，起炎菌は *Chryseomonas luteola* と判断され，BIPM 2週間投与で菌は陰性化し，肺炎は改善した。1年後，血痰，陰影の悪化を認め，精査加療目的のため入院となった。
入院時現症：意識清明，体温37.2℃，脈拍72回/分，血圧130/74mmHg，呼吸数20回/分，Sp_{O_2}（room air）96％，両側肺野にcoarse cracklesを聴取した。
入院時検査所見：WBC 4,900/μl（Neu 91.0％，Lym 2.0％，Mono 5.0％，Eos 2.0％），Hb 13.9g/dl，Plt 18.5/μl，IgG 2,327mg/dl，蛋白分画（alb 48.5％，α1 4.1％，α2 10.7％，β 10.3％，γ 26.4％），CRP 6.02mg/dl，Glu 286mg/dl，HgA1c 6.4％，Aspergillus抗原 2.3（＋），Aspergillus抗体陰性，β-D-glucan 8.2pg/ml
前回入院時胸部CTと気管支洗浄液培養結果：1年前の入院時気管支洗浄液の結果，右B^6においてキノロン耐性 *Chryseomonas luteola* 2＋，抗酸菌は塗抹1＋・培養陽性，*M. intracellulare* PCR＋，左B^9においてもキノロン耐性 *Chryseomonas luteola* 2＋，抗酸菌塗抹1＋・培養陽性，*M. intracellulare* PCR＋という同様の結果が出た（図1）。*Chryseomonas luteola* を起炎菌と考えBIPM 14日間で加療した。治療後右B^6において *Chryseomonas luteola* は陰性化，抗酸菌培養陽性は持続，左B^9においても同様の結果であり，*Chryseomonas luteola* に対する抗菌薬は効果的であったと判断した。

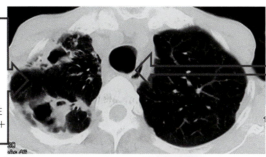
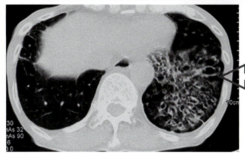

図1 前回入院時胸部CTと部位別気管支洗浄液培養結果（BIPM投与前）

今回入院時経過：胸部CT上左S^{3a}, S^{4a}, S^{5b}に多発結節影が出現したため（図2b），新たに出現した陰影の部位と，もともとの陰影が悪化した部位（右B^6，左B^8）に対し，部位別気管支洗浄液を施行した．左B^{3a}，左B^{4a}，左B^{5b}いずれからも，キノロン耐性*Klebsiella pneumoniae*が培養され，抗酸菌は塗抹陰性・培養陽性，*M. intracellulare* PCR陽性という結果を得た（図2b）．左B^8からも同様の結果を得た（図2c）．一方，右B^6については，有意な一般細菌は培養されず，抗酸菌塗抹1＋・培養陽性，*M. intracellulare* PCR陽性という，NTM症が主体と考えられる結果になった（図2a）．喀痰は，キノロン耐性*Klebsiella pneumoniae*，抗酸菌塗抹1＋・培養陽性，*M. intracellulare* PCR陽性で，気管支洗浄を施行した各部位から培養された菌がすべて合わせて検出される結果となった．以上より，悪化した左下葉の陰影と，2週間で出現した左S^{3a}, S^{4a}, S^{5b}の陰影の起炎菌は，*Klebsiella pneumoniae*と判断した．BIPM 14日間投与したところ，陰影の改善を認めたが，一方でNTM症が主体と考えられる右B^6の陰影は悪化した（図3）．陰影の悪化を示した部位が右側のみであったことから，病態悪化の原因はNTM症と判断し，CAM，EBは継続，RFPをRBTに変更，AMKを併用した．その9日後に発熱，WBC 2,500, Neu 1,800, Plt 8.6と血球減少を認め，RBTによる骨髄抑制を疑い，300 mgから150 mgへ減量した．減量のみで1週間後にはWBC 6,100, Neu 4,550, Plt 16.3と血球は回復，発熱も改善し，RBTによる顆粒球減少に伴う発熱であったと考えた．治療開始3週間後に部位別気管支洗浄を施行したところ，左B^{3a}, B^{4a}, B^8ではいずれも*Klebsiella pneumoniae*は陰性化，*Chryseomonas luteola*が培養され菌交代をうかがわせる結果となり，抗酸菌については培養陽性が持続していた（図4）．NTM症が主体と考えられた右B^6では，新たに*Serratia marcescens*が培養され，抗酸菌については培養陽性が

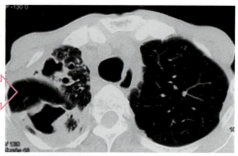
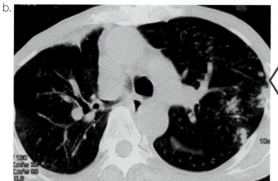
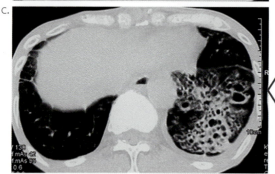

図2 今回入院時胸部CT部位別気管支洗浄液培養結果

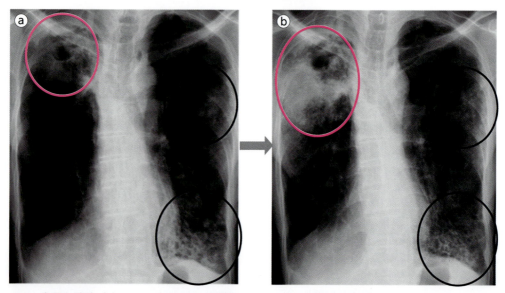

図3 今回入院時（a）、およびBIPM14日間投与後（b）の各胸部X線写真

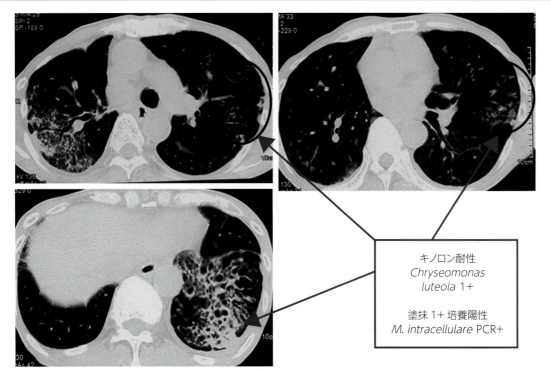

キノロン耐性
Chryseomonas luteola 1+

塗抹 1+ 培養陽性
M. intracellulare PCR+

図4　治療開始3週間後の胸部CTと部位別気管支洗浄液培養結果

持続していた．喀痰培養結果は，*Serratia marcescens*，*Chryseomonas luteola*，抗酸菌培養が陽性と，気管支洗浄を施行した各部位から培養された菌がすべて合わせて検出された．

　上記，*Klebsiella pneumoniae* の陰性化を確認し，培養陽性が持続している *M. intracellulare* に対する加療を CAM，EB，RFB の3薬で継続していたが，再び発熱を呈し，WBC 8,300，Neu 91.0％ と炎症反応の上昇，右 B^6 の陰影が悪化し，悪化部位よりまずは NTM 症の増悪を考えた．MFLX 400 mg 7日間投与したところ，発熱，炎症反応の改善を認めた．のちに喀痰より *Klebsiella pneumoniae* が培養されたが，キノロン耐性であることより，臨床経過とあわせて病態の悪化は NTM 症の増悪であったと考えた．その後3薬で加療を継続していたが，MFLX 投与終了1週間後に再び発熱し，画像上右 B^6 の空洞内液面形成を認め，左肺の陰影に変化はなく，血清アスペルギルス沈降抗体が陽性化したことより，抗菌薬不応であると判断し，臨床的に慢性壊死性肺アスペルギルス症と診断，ITCZ を開始した．その後発熱，画像の改善を認めた．

> 陰影の変化する部位によって
> ターゲットは変わり得ると肝に銘ずるべし！

疾患の解説

　抗菌薬が継続投与されてはいても，治療が奏功していないNTM症のような慢性呼吸器感染症が増悪した際，その原因菌診断は抗菌薬選択上，極めて重要である一方，困難を伴うことが多い．本例で示したように，喀痰からNTM症以外にも菌種が検出された場合，肺内の異なった部位に異なった菌種が活動性感染を起こしていることがあり，起炎菌であるか否かはさらに判断が難しくなる．本症例で1回目の入院時に培養された *Chryseomonas luteola* は，病原性をもつことは少ないとされているが，免疫抑制下においては重症感染症を引き起こすことが報告されており[1)2)]，本症例のように全身的な免疫抑制はないものの局所的な気道免疫低下が示唆される場合には起炎菌になり得ると考え，BIPM 14日間で加療した．治療後，右B^6，左B^9のいずれの部位においても，気管支洗浄液で *Chryseomonas luteola* は陰性化しており，抗菌薬の効果はあったと判断した（図2）．

　2回目の入院時，BIPM投与後に，右側の陰影のみが悪化した際，左側の陰影は改善を得られており，部位別気管支洗浄の結果から，右側は *M. intracellulare* のみが検出，左側は *Klebsiella pneumoniae* が培養されていたことから，NTM症が悪化，*Klebsiella pneumoniae* は除菌できたと判断した．その後，*M. intracellulare* に対する治療を強化し，臨床所見の改善を得ることができた．一方，治療前の喀痰検査では，*M. intracellulare*，*Klebsiella pneumoniae* いずれも培養されており，喀痰培養のみでは病原菌がどの部位で活動しているのか判断はできなかったと思われる．

　慢性呼吸器感染症の増悪時，喀痰では起炎菌が培養されないことがあり，また喀痰から複数の菌種が検出された際には肺内の異なった部位に異なった菌種が活動性感染を起こしている可能性があり，慢性起炎菌決定は困難を伴う．部位別気管支洗浄は，喀痰では同定できない，新たに出現または悪化した陰影の原因菌が特定でき，増悪時に使用すべき抗菌薬を適切に選択する手段になり得ると考えられた．

主治医のつぶやき

　慢性呼吸器感染症の病態が悪化した際，原病の悪化なのか，一般細菌を含めた新規感染症の合併なのか，または薬剤性肺障害などの非感染性病態が生じたのか，その鑑別には困難を伴うことが多いと思われる．今回，難治性NTM症例において，上記鑑別診断上，部位別気管支洗浄が有用であった1例を経験した．本症例のように，すでにキノロン耐性になっていたり，背景の肺が空洞化や囊胞状気管支拡張などを呈し，荒廃化の一途をたどっている場合，1回1回の感染の治療の失敗は許されないという思いがあり，抗菌薬の選択にあたっては非常に慎重な姿勢になる．治療に難渋すると呼吸不全への進行が懸念され，いかに耐性菌をつくらずに短期治療で病態を改善できるかが重要だと考えられる．この症例は，複数回

にわたる気管支鏡を施行させていただいており，患者自身がいかなる状況でも高い治療意欲をもち，検査にもたいへん協力的であったからこそ，詳細な病態の検討が可能になった，印象深い症例である．しかし，感染増悪のたびに適切な抗菌薬を選択できても，一般細菌を除菌するとNTMが威勢を強め，NTMを抑えると真菌症が発症する，この菌交代のような連鎖を経験することがあり，慢性呼吸器感染症の難しさを痛感させられた症例でもあった．その後，筆者は大学病院へ戻ったが，本症例のように治療前後や，感染増悪のたびに気管支鏡検査を施行できる施設のほうが少ないのが実情であり，診断的治療に頼らざるを得ないことも多い．しかし，この症例を経験したことで，画像から推測する起炎菌の判断力，また耐性菌や菌交代を防ぐため，適切な抗菌薬を選び，短期間で勝負する勇気と慎重な姿勢をいただくことができたと思う．

【文　献】

1) Ghosh SK. A rare infection caused by *Chryseomonas luteola*. J Infect 2000; 41: 109-10.
2) Berger SA, Siegman-Igra Y, Stadler J, et al. Group VE-1 septicaemia. J Clin Microbiol 1983; 17: 926-7.

▼症状（喀血），画像パターン（すりガラス陰影）

CASE 29 同一部位に周期的すりガラス陰影の出現した若年女性の症例

松村 壮

症 例

患　者：17歳，女性。
主　訴：喀血。
家族歴：特記事項なし。
既往症：X－1年3月人工妊娠中絶。同年9月急性薬物中毒。
生活歴：喫煙歴なし。
現病歴：今までに血痰が出たことはなかった。X年3月下旬にティッシュに血液が付着する程度の血痰が1日だけあった。8日後に近医受診するも，胸部X線写真で異常を認めず経過観察となった。30日後に咳嗽とともに前回の2～3倍の量の血痰が1日だけ出たため同院を受診し，血痰量が多かったため33日後に当院呼吸器内科に紹介受診となった。紹介受診時にはすでに血痰はなかったが，胸部CTで右S^9にすりガラス陰影（GGO*）を認め，同部位からの出血が疑われた。抗好中球細胞質抗体（ANCA）関連血管炎を疑い血液検査を行い，45日後の再診とした★。その後，血痰はなく，胸部CTで右S^9にわずかなGGOが残るのみで，ANCAも陰性であったため，経過観察とした。70日後の午前3時，咳嗽とともにコップ半分の量の喀血が10分続き，同日当院に緊急入院となった。
入院時現症：入院時にはすでに喀血は止まっていた。Sp_{O_2} 97％（室内気）。
入院時気管支鏡所見：可視範囲に出血源はなく血線も認めなかったが，咳嗽後に血痰が中間幹に付着していたのが観察された。喀血の責任気管支を同定する目的で，右B^8，右B^9，および右B^{10}を選択的に気管支洗浄した。その結果，右B^9の気管支洗浄液が最も血性であり，右B^9から喀血したと考えられた。
入院時画像所見（図1a, b）：右S^9にコンソリデーションを伴ったGGOを認めた。
入院後経過：1ヵ月間隔で3回続けて出血していることより，子宮内膜症を疑って詳細な問診を行った。その結果，1年前に人工妊娠中絶を行っていたことが明らかとなった。また月経と喀血の関係を調べてみると，3月下旬月経→同日血痰，30日後月経→同日血痰，また69日後月経→翌朝喀血と，月経と密接な関係があることが判明した。人工妊娠中絶を1年前に行ったこと，3回続けて月経と同期して喀血したことより，異所性子宮内膜症と考えられた。そのため薬物療法をまず

* GGO：ground glass opacity（すりガラス陰影）

★ 17歳でも初診時から異所性子宮内膜症を疑うべきであった。

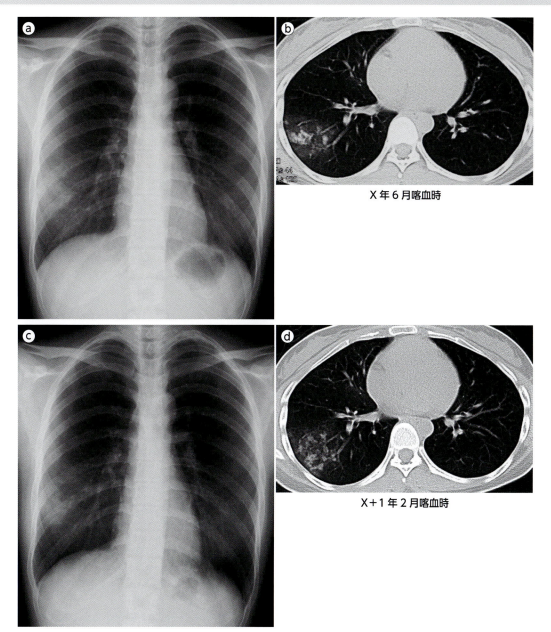

図1 X年,X+1年のそれぞれ喀血時の胸部X線写真,および胸部CT
いずれも,右S⁹にコンソリデーションを伴ったGGOを認めた。

選択し,7月から月に1回LH-RH誘導体(リュープロレリン)注射による偽閉経療法を5カ月間行った。その結果,月経停止とともに喀血は消失した。しかし,同年12月上旬に低用量ピル(EP製剤)内服による偽妊娠療法に切り替えたところ,翌年1月上旬およびその30日後に喀血を来した(図1c, d)。薬物治療では治療困難と判断し,2月の再喀血から19日後に右下葉切除術を施行した。その後喀血はみられていない。

切除肺の病理検索で,広範囲な出血とヘモジデリン貪食細胞が観察された。気管支血管束内の肺動脈近傍に子宮内膜腺および子宮内膜間質が認められた(図2a,

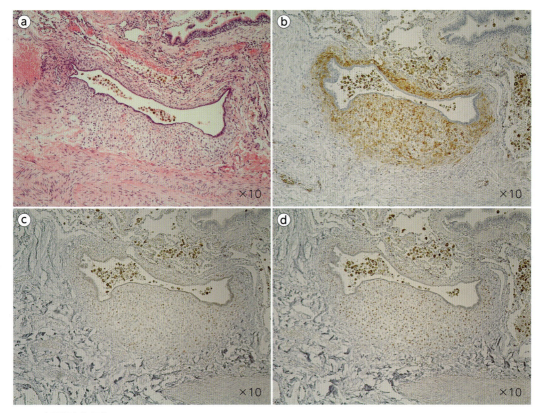

図2 切除肺病理像
気管支血管束内の肺動脈近傍に子宮内膜腺および子宮内膜間質が見られ，内膜間質には脱落膜変化が認められた（a）。内膜間質はCD10（b），ER（c），およびPgR（d）が陽性であった。

HE染色）。また，内膜間質には脱落膜変化が認められた。免疫組織化学的検索で，内膜間質はCD10（図2b），エストロゲン受容体（ER）（図2c），およびプロゲステロン受容体（PgR）（図2d）が陽性で，また内膜腺はER，およびPgRが陽性であった。以上より，病理学的に異所性子宮内膜症との診断が得られた。

SLOGAN

喀血の問診時に周期性を聞け！

疾患の解説

　異所性子宮内膜症は，子宮外に子宮粘膜組織が増殖する疾患で，その成因には，転移説，播種説，化生説，および誘導説がある[1]。転移説は，人工妊娠中絶や帝王切開などの手術操作により子宮内膜組織が血行性に肺組織に転移生着するという説。播種説は，子宮内膜組織が卵管から腹腔・横隔膜へ逆行し生着するという説。

化生説は，なんらかの刺激により胸膜中皮から子宮内膜組織が分化するという説。誘導説は，子宮内膜組織から分泌された物質により未分化な中胚葉から子宮内膜が誘導されるという説。本症例では，人工妊娠中絶時に肺に子宮内膜が転移したものと考えられた。

　胸腔内に病変を有する子宮内膜症は，子宮内膜症全体の約2％と少なく，そのうち9割は右胸腔に発症する。多くは胸膜や横隔膜が主病巣であるが，20％の症例は肺内が主病巣である[1]。良性疾患であるが，血行性転移もあり得ること，転移先で増殖することなどに留意する必要がある。胸腔に病変を有する異所性子宮内膜症の症状としては，月経随伴性気胸（73％），血胸（14％），および喀血（7％）などがある[2,3]。

　治療としては，薬物療法[2,4]と手術療法がある。薬物療法には低用量ピルやLH-RH誘導体などがあるが，有効例は50％に満たない[5]。また出産を契機に軽快したという報告もある[6]。手術療法には，ブレブ切除術，横隔膜欠損孔閉鎖術，焼灼術，胸膜切除術，胸膜癒着術，肺部分切除術，肺葉切除術などがある[2]。

　本症例は，喀血時に胸部CTで右S^9に繰り返しGGOを認め，術後肺標本から子宮内膜組織が検出され，術後喀血が消失したことから，右S^9の異所性子宮内膜症と確定診断が得られた。しかし，喀血時にはすでに脱落膜反応が起こっているので，手術標本から病理学的に子宮内膜組織が証明されないこともあり注意が必要である[3]。

主治医のつぶやき

　若い女性が血痰を主訴に来院した場合には，月経との同期性や人工妊娠中絶の有無などを聞き出す必要があるという教訓が得られた。初診時には，むしろ血管炎などを疑っていたが，喀血に周期性があること，毎回同部位からの出血であることから異所性子宮内膜症を疑うことができた。

　治療としては，薬物治療から試みるべきであるが，手術療法になる可能性が高いことを説明したほうがよい。手術療法に踏み切る際の注意点としては，多発性に病巣がみられることもあり[6]，切除する部位の確定が肝要である。したがって，術前には胸部CTおよび気管支鏡を複数回行うことをお勧めする。

【文　献】

1) Olive DL, Schwartz LB. Endometriosis. N Engl J Med 1993; 328: 1759-69.
2) Joseph J, Sahn SA. Thoracic endometriosis syndrome: new observations from an analysis of 110 cases. Am J Med 1996; 100: 164-70.
3) Light RW, Lee YCG. Pneumothorax, chylothorax, hemothorax, and fibrothorax. In: Mason RJ, Broaddus VC, Martin TR, et al, editors. Murray & Nadel's Textbook of Respiratory Medicine 5th edition. Philadelphia: Saunders, 2010: 1764-91.
4) Alifano M, Trisolini R, Cancellieri A, et al. Thoracic endometriosis: current knowledge. Ann Thorac Surg 2006;

81: 761-9.
5) Koizumi T, Inagaki H, Takabayashi Y, et al. Successful use of gonadotropin-releasing hormone agonist in a patient with pulmonary endometriosis. Respiration 1999; 66: 544-6.
6) 髙石清美，本田律生，三好潤也，ほか．妊娠・出産により軽快した肺子宮内膜症の2例．エンドメトリオーシス研会誌 2008；29：133-6.

▼症状（労作時呼吸困難），画像パターン（肺囊胞）

CASE 30 肺を破壊する浸潤影および進行性囊胞を呈した肺MAC症の症例

松村 壮

症例

患　者：53歳，男性。
主　訴：労作時呼吸困難。
家族歴：父；慢性閉塞性肺疾患。
既往歴：31歳，36歳，47歳；細菌性肺炎。
生活歴：喫煙50本×30年，51歳で禁煙。機会飲酒。
現病歴：X年健診で胸部異常影を指摘され近医を受診した。胸部CTで右上葉に空洞陰影と周囲の散布巣を認め肺結核症が疑われ，気管支鏡検査後にイソニアジド（INH）・リファンピシン（RFP）・エタンブトール（EB）で6ヵ月間，その後INH・RFPで5ヵ月間治療された。TBLBの病理標本で抗酸菌は観察されたが，気管支洗浄液の培養検査で抗酸菌陰性であった。治療により空洞周囲の陰影は改善傾向を示したが，内服終了後は通院を自己中断した。

X＋13年に同院を受診したときに喀痰抗酸菌検査を施行し，培養は陰性であったが，PCRで *Mycobacterium avium*（*M. avium*）が検出された。胸部画像で両上葉に，肺囊胞に加えて，コンソリデーションおよび薄壁空洞を認め治療の必要性があると考えられたが，通院を自己中断した（図1a，図2a）。

X＋19年頃より労作時呼吸困難が出現し，X＋20年同院を再診した。胸部X線写真で巨大肺囊胞に加えて，空洞と考えられる陰影および浸潤影認め（図1b），喀痰抗酸菌検査では培養およびPCRともに *M. avium* が検出された。X＋20年3月よりRFP，EB，クラリスロマイシン（CAM）を開始し，同年10月よりストレプトマイシンを2ヵ月間併用した。その後も *M. avium* 排菌は持続し，労作時呼吸困難が進行したため，X＋21年5月当院へ搬送された。

入院時現症：BMI 15，体温36.8℃，脈拍52回/分，血圧130/60 mmHg，SpO_2 94％（経鼻酸素2 l/分吸入下）。高度のるいそう，呼吸補助筋の肥厚，および両肺呼吸音の低下を認めた。

入院時検査所見：WBC 7,600/μl，CRP 12 mg/dlと上昇を認めた。糖尿病はなく，β-D-グルカン，アスペルギルス抗原，およびアスペルギルス抗体はすべて正常範囲であった。経鼻酸素（3 l/分）吸入下の動脈血液ガス検査でpH 7.33，Pa_{CO_2} 88

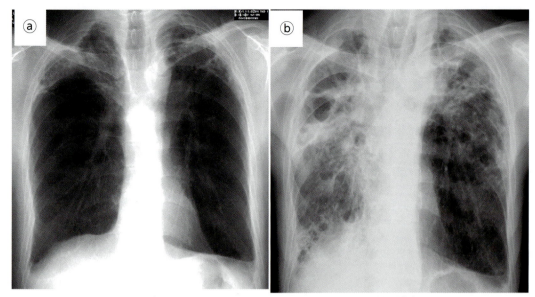

X+13年   X+20年

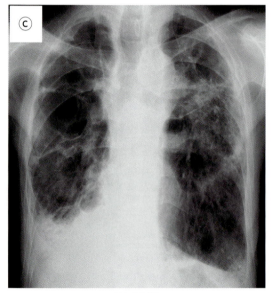

X+21年

図1 胸部X線写真の経過

Torr，Pa_{O_2} 53 Torr，HCO_3^- 45 mEq/l とⅡ型呼吸不全を認めた．

入院時画像所見：両上葉は多発した肺嚢胞で占められ，中下葉にはコンソリデーション，肺嚢胞，および粒状影が認められた（図1c，図2b）．

入院後経過：COPDに合併した肺 *M. avium* 症と考えられたが，一般細菌による混合性肺炎の合併も否定できなかったため，ピペラシリン/タゾバクタムを併用しながらRFP・EB・CAMを継続した．しかし喀痰から *M. avium* 菌排菌が持続したため，5月末よりレボフロキサシンおよびカナマイシンを追加した．その後も呼吸状態は悪化し入院1カ月後に永眠された．

剖検を行ない以下の結果が得られた．①胸壁と両肺の線維性癒着（図3a），②

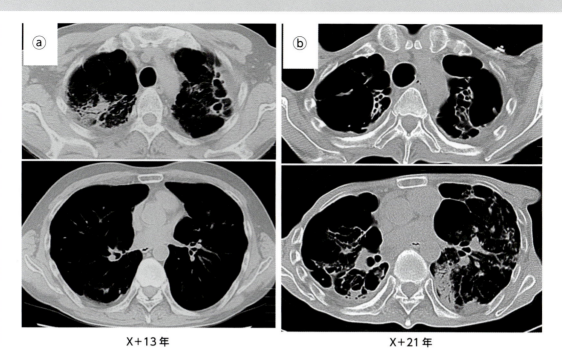

X+13年　　　　　　　　　X+21年

図2　胸部CT画像の経過

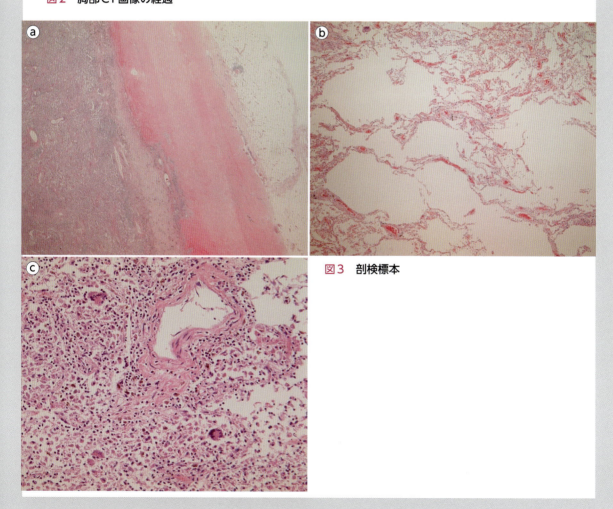

図3　剖検標本

上葉優位の多数の囊胞形成（図3b），③中下葉は，多核巨細胞を伴う肉芽腫性炎症（図3c），および肺胞隔壁から肺胞内へ進行する器質化，④Ziehl-Neelsen染色で M. avium と考えられる短桿菌の存在。喫煙による肺気腫を背景として M. avium 長期感染による肉芽腫性炎症と器質化を原因とする呼吸不全により死亡したと考えられた。

喫煙男性の肺MAC症は要注意！

疾患の解説

　M. avium および M. intracellulare による肺感染症は，類似点が多いこともあり肺 M. avium-intracellulare complex（MAC）症としてしばしば論じられる。肺MAC症は，小結節・気管支拡張型と結核類似型とに大別される[1)〜5)]。前者は，中高年女性に好発し，中葉・舌区を中心に小結節や気管支拡張像が認められる。一般に進行は緩徐であるため，経過をみながら治療の適否を見定める必要がある。一方後者は，男性に多く認められ，肺尖部を中心に空洞形成を来す。喫煙歴，結核治療歴，粉塵曝露歴などを有し，肺囊胞や遺残空洞などの肺の構造破壊を伴うことが多く，難治化しやすいために早期の治療が求められる。薬物治療は，いずれもCAMを主軸とした多剤併用療法であり，CAM単独治療は耐性化するため推奨されない。薬物治療だけでは根治しないことも多いため，外科的介入も考慮すべきである。

　肺MAC症の難治化要因としては，①初診時肺空洞形成のある症例，②初診時排菌塗抹陽性の症例，③CAM耐性化症例が挙げられている[6)〜8)]。また，血清型4型 M. avium 菌による肺感染症はほかのMAC感染症と比べて予後が悪いことが知られている[9)]。①および②に関しては，病初期から排菌量が多いことを反映しているとされ，菌量が多いと難治化しやすくなると考えられる。

　肺MAC症は，一般的に高齢者に多く発症し長期予後も16年程度と長いのに対して[10)]，本症例は53歳と比較的若く急激な経過で悪化した。本症例の難治化要因としては，上記①・②に加えて，濃厚な喫煙歴を背景とした高度な肺気腫の合併が挙げられる。剖検肺では，上肺野の囊胞と中下肺野の肉芽腫性炎症との所見であったが，画像からは肺囊胞に混じって一部空洞も混在しているように見受けられる。肺囊胞で既存の肺構築が破壊された状態に M. avium が付着し，喫煙に助長されながら経気道的に肺病変を広げていったものと推察された。

主治医のつぶやき

　通常遭遇する肺MAC症が緩徐な進行であるということは，多くの呼吸器内科医師が認識していることである．そのため，本患者が当院搬送時に，ここまで状態が悪いとは正直想定外であった．すでに肺は空洞により荒廃しており，この時点からの集中的治療は「時すでに遅し」といわざるを得ない．このような患者を救うためには，どのようにしたらよいであろうか．それには，肺MAC症に予後の悪い一群があることを医師が認識していなければならないということである．喫煙，男性，空洞が肺MAC症増悪の危険因子であり，このような症例には強く禁煙を指導しなければならない．それに加えて，手術可能な症例であれば，躊躇しないで行うべきということである．おそらく，これらの判断はかなり難しいことが想定されるため，肺MAC症治療経験が少なければ，なるべく早期に専門病院に紹介したほうが賢明であるといえる．

【文　献】

1) Griffith DE, Aksamit T, Brown-Elliott BA, et al. An official ATS/IDSA statement: diagnosis, treatment, and prevention of nontuberculous mycobacterium diseases. Am J Respir Crit Care Med 2007; 175: 367-416.
2) Prince DS, Peterson DD, Steiner RM, et al. Infection with *Mycobacterium avium* complex in patients without predisposing conditions. N Engl J Med 1989; 321: 863-8.
3) Reich JM, Johnson RE. *Mycobacterium avium* complex pulmonary disease: incidence, presentation, and response to therapy in community setting. Am Rev Respir Dis 1991; 143: 1381-5.
4) Swensen SJ, Hartman TE, Williams DE. Computed tomographic diagnosis of *Mycobacterium avium-intracellulare* complex in patients with bronchiectasis. Chest 1994; 105: 49-52.
5) 露口一成，鈴木克洋，坂谷光則．非結核性抗酸菌症．Mebio 2008; 25: 68-77.
6) 原田　進，原田泰子，落合早苗，ほか．肺MAC症の死亡例の臨床的検討：5年以上経過を観察した生存例と対比して．結核 2002; 77: 709-16.
7) 原田　進，原田泰子，落合早苗，ほか．10年以上経過観察した肺M. avium complex症の臨床的検討．結核 2003；78：517-23.
8) 杉崎勝教，瀧川修一，河野　宏，ほか．Mycobacterium avium complex（MAC）症における難治化要因の検討．医療 2011；65：321-5.
9) Maekura R, Okuda Y, Hirotani A, et al. Clinical and prognostic importance of serotyping *Mycobacterium avium-Mycobacterium intracellulare* complex isolates in human immunodeficiency virus-negative patients. J Clin Microbiol 2005; 43: 3150-8.
10) 前倉亮治．非結核性抗酸菌症：特に肺Mycobacterium avium-intracellulare complex（MAC）症．臨と微生物 2012；39：145-52.

▼症状（意識障害），画像パターン（空洞影）

CASE 31 空洞が急速に拡大する浸潤影を呈した肺ムコール症の症例

松村　壮

症　例

患　者：80歳，男性。
主　訴：意識障害，咳嗽，食欲不振。
家族歴：特記事項なし。
既往歴：79歳；糖尿病，S状結腸癌手術。
生活歴：喫煙20本/日×59年，79歳で禁煙。
現病歴：4日前から咳嗽があり食欲が低下したため，炭酸飲料を多量に摂取するようになっていた。定期受診時に，胸部X線写真で左上肺野の浸潤影を認め，随時血糖1,122 mg/dlと高血糖を認め，肺炎および糖尿病性ケトアシドーシスで入院となった。
入院時現症：BMI 23.4，体温37.8℃，脈拍106回/分，血圧142/62 mmHg，Sp_{O_2} 96%。意識レベルJCS I-3。口腔内乾燥著明，および皮膚ツルゴール低下を認めた。聴診では左上肺野にcoarse cracklesを聴取した。腹部正中には手術痕，右下腹には膀胱ストーマ，左下腹には大腸ストーマを認めた。
入院時検査所見：WBC 12,600/μl，CRP 32.68 mg/dlと炎症反応の上昇を認めた。随時血糖は1,122 mg/dl，HbA1c 13.9％であった。動脈血血液ガス分析（室内気）ではpH 7.275，Pa_{CO_2} 23.8，Pa_{O_2} 74.7，HCO_3^- 11.6であった。入院時喀痰から*Pseudomonas aeruginosa*が検出された。
入院時画像所見（図a，図e）：左上葉に空洞を有する浸潤影を認めた。肺囊胞と周囲の肺炎のようにも見えたが，3カ月前の胸部CT（図d）にて肺囊胞は確認されず，空洞と判断した。
入院後経過：補液およびインスリン注射により，糖尿病性ケトアシドーシスは第4病日には血糖値150前後まで改善した。
　肺炎に対しては，緑膿菌および嫌気性菌による肺炎を考え，CTRXおよびCLDMを開始した。しかし第3病日に空洞陰影の増大を認めDRPMへ変更した（図b）。プロカルシトニンは0.58 ng/mlと陽性であったが，ANCAや抗GBM抗体などの自己抗体は陰性で，β-D-グルカンの上昇はなかった。一度は解熱したが第13病日で再発熱および左胸痛を認め，胸部X線写真およびCT（図c，図f）では左

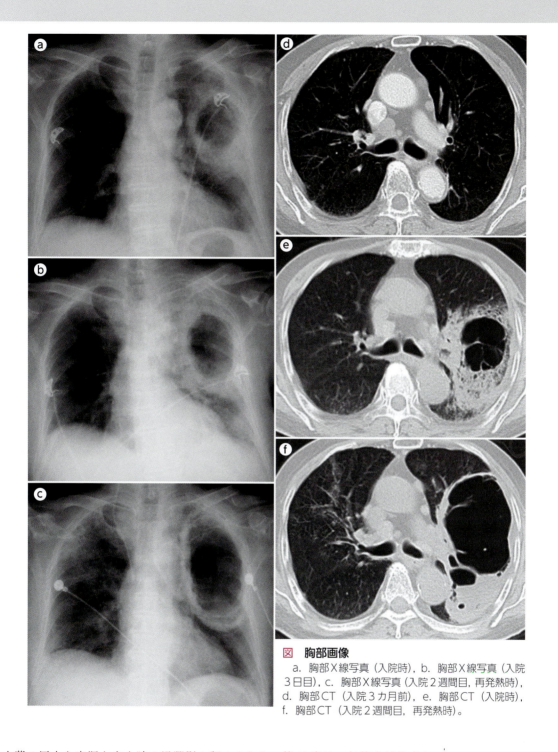

図　胸部画像
a. 胸部X線写真（入院時），b. 胸部X線写真（入院3日目），c. 胸部X線写真（入院2週間目，再発熱時），d. 胸部CT（入院3カ月前），e. 胸部CT（入院時），f. 胸部CT（入院2週間目，再発熱時）。

上葉の巨大な空洞と右上肺の浸潤影が認められた。第19病日に気管支鏡検査を行った結果，左B^3気管支洗浄液より真菌が認められ，遺伝子検査で*Rhizopus microsporus*と判明した。第20病日からアンホテリシンBリポソーム製剤（L-AMB）の投与を開始したが，第49病日に急激に意識レベルの低下があり，胸部X線写真では吸い込み像と思われる両肺野の浸潤影を認め，第53病日に永眠された。

SLOGAN

変だと思ったその時に気管支鏡検査を行え！

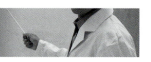

疾患の解説

　ムコール症は接合菌症とも呼ばれるが，ここではムコール症に統一する。接合菌門接合菌綱の中にはケカビ目（ムコール目）とエントモフトラ目（ハエカビ目）があり，両目ともヒトへの感染報告がある。本症例の *Rhizopus microsporus* はケカビ目のクモノスカビ科に属する。*Rhizopus microsporus* は最も頻度が高いムコール症の原因真菌である[1)〜3)]。

　ムコール症の病型には，肺型（肺ムコール症），鼻脳型，播種型，皮膚型，心血管型，胃腸管型，アレルギー型があり，肺型が36％と最も多い。肺ムコール症は，主に好中球減少（急性白血病や造血幹細胞移植），免疫抑制（ステロイド投与）や慢性腎不全に対する維持透析，鉄過剰に対するデフェロキサミン投与などを背景に日和見感染として発症する。特に，糖尿病性ケトアシドーシスの高血糖・アシドーシスの環境は，接合菌の生育に極めて適しているといわれている。ムコール症の胸部画像所見には好発部位や特徴的な画像所見はないが，Tedderらの報告によれば，肺ムコール症の6％に空洞病変を認めたと報告している[4)]。

　肺ムコール症の診断には特徴的な菌糸の証明が有用である。培養が陰性でも，膿性痰中から特徴的な菌糸が証明されれば，肺ムコール症と診断できる。接合菌の細胞壁は主にキトサンで構成されるため，β-$_D$-グルカン値は上昇しないことも多い。

　鑑別疾患としてはアスペルギルス，時に *Fusarium* や *Pseudallescheria* による肺感染症は臨床的にも病理学的にも類似するので注意を要する。高度の好中球減少例ではムコールとほかの真菌，アスペルギルス症との合併もまれではないので丁寧な検鏡が必要である。

　治療に関してはアムホテリシンBが現在でも唯一の治療薬である。近年L-AMBによる治療報告の例がある[5)]。アゾール系抗真菌薬やキャンディン系抗真菌薬は無効である。スタチン系高脂血症薬は接合菌の胞子嚢胞子の成長を阻止するとされており，併用する価値がある[6)]。血清学的所見や全身状態が許せば限局性病変に対して外科的切除も適応となる。いずれにしても早期診断と基礎疾患の改善が必要である。

　ムコール症の予後は不良であり，肺型，鼻脳型，播種型，心血管型および胃腸管型の致死率は，それぞれ67％，44％，100％，100％といわれている。

主治医のつぶやき

空洞陰影の急激な増悪については，空洞というよりも，ブラ感染やチェックバルブによる肺囊胞拡大と考えていたため，肺ムコール症は鑑別診断には挙げていなかった。本来であれば，気管支鏡検査による原因菌検索をもっと早期に行うべきであったが，高齢でかつ全身状態が不安定であったことから侵襲性の高い気管支鏡を躊躇してしまったことが反省点である。

肺ムコール症の治療として外科手術が一つの選択肢であり，本例でも外科との検討を行った。しかし，多量の出血が予想されること，術後瘻孔の可能性が高いこと，手術自体が成功しても寝たきり状態が予想されること，などから手術は断念した。

本例は免疫抑制状態による日和見感染の典型例であった。血液疾患にかぎらず糖尿病ケトアシドーシスや免疫抑制薬の使用時にはこうした日和見感染を常に念頭に置くことの重要性を改めて痛感した症例であった。

【文　献】

1) Ingram CW, Sennesh J, Cooper JN, et al. Disseminated zygomycosis: report of four cases and review. Rev Infect Dis 1989; 11: 741-54.
2) Murphy RA, Miller WT Jr. Pulmonary mucormycosis. Semin Roentogenol 1996; 31: 83-7.
3) Nosari A, Oreste P, Montillo M, et al. Mucormycosis in hematologic malignancies: an emerging fungal infection. Haematologica 2000; 85: 1068-71.
4) Tedder M, Spratt JA, Anstadt MP, et al. Pulmonary mucormycosis: results of medical and surgical therapy. Ann Thorac Surg 1994; 57: 1044-50.
5) Takemoto K, Yamamoto Y, Kanazawa K. Comparative study of the efficacy of liposomal amphotericin B and amphotericin B deoxycholate against six species of Zygomycetes in a murine lethal infection model. J Infect Chemother 2010; 16: 388-95.
6) Chamilos G, Lewis RE, Kontoyiannis. Lovastatin has significant activity against zygomycetes and interacts synergistically with voriconazole. Clin Infect Dis 2006; 50: 96-103.

▼症状（胸部異常陰影），画像パターン（空洞影）

CASE 32 結核様肺病変を認めた慢性肉芽腫症の症例

大瀬　寛高

症例

患　者：19歳，男性。

主　訴：胸部異常陰影の精査。

既往歴：5歳時に慢性肉芽腫症と診断され，ST合剤を内服中であった。

家族歴：5人兄弟で，弟が慢性肉芽腫症。

生活歴：喫煙歴・飲酒歴ともなし。

現病歴：X年4月に行われた入学時健診で胸部X線写真上異常影を指摘され，当院外来を受診した。最近では3年前に胸部X線写真検査を行っているが，その際には異常を指摘されていない。受診時，咳や痰などの自覚症状は認められなかった。

初診時現症：身長169 cm，体重63 kg，体温36.2℃，血圧110/70 mmHg，脈拍72回/分・整，貧血・黄疸はなく，胸部聴診上も異常なく，腹部は平坦で肝脾腫を認めなかった。右頸部リンパ節に腫脹，発赤を認めた。

初診時検査成績：末梢白血球数は6,500/μlと正常で，分画では好中球58.9％，リンパ球19.8％，単核球12.4％，好酸球5.4％と，わずかにリンパ球減少，単核球増加を認めた。生化学検査で異常を認めず，炎症反応はCRP 0.77 mg/dl，赤沈12 mm/hrで，軽度の陽性および亢進にとどまった。喀痰検査では細菌，真菌，抗酸菌のいずれも塗抹，培養とも陰性で，抗酸菌PCRも陰性であった。ツ反は陰性であった。

初診時画像所見：胸部X線写真では，右肺尖部に胸膜嵌入を伴う不整形な腫瘤影を認め，胸部CTでは，空洞を有する径3 cm程度の陰影を認め，周囲に収束性変化を伴っていた（図1）。縦隔リンパ節の石灰化や腫大は認めなかった。

　以上の結果から，画像上は肺結核の可能性が高いと考えられたが，慢性肉芽腫症を有することが判明し，細菌や真菌感染症に伴う変化の可能性もあり得ると判断した。さらに精査を進める目的で，小児期からフォローされていたN病院に入院となった。入院後，喀痰抗酸菌に関しては塗抹，培養検査を3日間連続で2回，また，PCR検査も行われたがいずれも陰性であった。気管支肺胞洗浄液でも細菌，真菌，抗酸菌のいずれも塗抹，培養ともに陰性で，抗酸菌PCRも陰性であっ

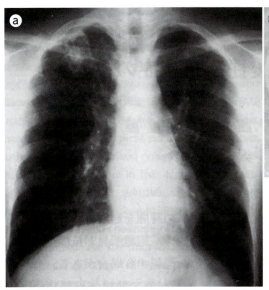
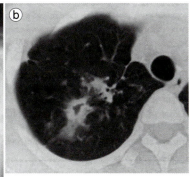

図1 初診時の胸部X線写真（a）および胸部CT（b）

た。肺生検は承諾が得られず施行されなかった。また，腫大した右頸部膿瘍部に対し，試験切開が行われたが，ここでも細菌，真菌，抗酸菌とも検出されなかった。この部分の病理組織所見では炎症細胞の浸潤よりなる肉芽組織を認め，ラングハンス型巨細胞も認められた（図2）。乾酪性壊死も認めたが，Ziehl-Neelsen染色は陰性であった。

以上の経過で最終的に起炎菌は同定できなかった。しかし，ツ反が再検でも陰性で臨床症状も認められないことなどから，今回の肺病変は抗酸菌感染によるものではなく，真菌ないし細菌感染が引き金となり，慢性肉芽腫症のために肺結核を思わせる画像所見および組織変化が生じたものである可能性が高いと判断した。以降，ST合剤に加え，経口で抗真菌薬，抗菌薬を投与し経過をみた。臨床症状は安定しており，頸部リンパ節は縮小傾向を認め，その後の胸部X線写真検査（X＋4年4月）では右肺尖の陰影は残存するものの浸潤影や胸膜肥厚の軽減を認めた。

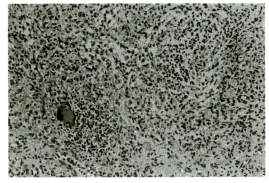

図2 右頸部膿瘍部の病理像

画像診断で混乱，基礎疾患を知って調べて納得

疾患の解説

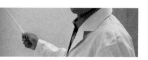

　慢性肉芽腫症では，好中球，単核球などの食細胞が貪食した微生物を殺菌するために必要な活性酸素産生能が欠如しているために，乳児期より重症の細菌，真菌感染症を繰り返し，感染巣に肉芽腫を形成することが知られている[1)2)]。原発性免疫不全症候群の中では最も頻度の高い疾患で，本邦では現在まで250人程度の慢性肉芽腫症患者が診断されている。平均寿命は25～30歳で，30歳を越える患者は少なく[2)]，日常診療上，慢性肉芽腫症例の成人例に遭遇する可能性は低い。

　今回の肺病変は臨床症状を伴わず，健診で発見されたものである。Pogrebniakら[3)]は，慢性肉芽腫症に肺感染症が合併した場合のX線写真所見を片側局所性，両側局所性，両側びまん性に分類し，両側びまん性病変を呈した症例ほど咳嗽，発熱，胸痛，呼吸困難などの症状が強く，無症状ないし症状の軽い場合は本例のように片側局所性が多いと報告している。慢性肉芽腫症では抗酸菌症以外の感染症が合併した場合でも，罹患臓器に肉芽腫を形成し，その典型的病理組織像はラングハンス巨細胞，中心壊死，リンパ球・組織球の存在である。このため画像所見のみならず組織学的にも肺抗酸菌症と鑑別が困難な場合があり，肺組織像から誤って肺結核と診断されて治療を受けていた症例も報告されている[4)]。

　本例は，喀痰や気管支肺胞洗浄液，頸部膿瘍部からは，起炎菌となるような細菌，真菌，抗酸菌は検出されなかった。肺生検は施行されなかったが，同時期に行われた頸部膿瘍部の生検では，炎症細胞の浸潤を伴う肉芽腫組織を認め，乾酪性壊死やラングハンス型巨細胞を伴っていた。この病理像からは起炎菌の特定はできないが[5)]，Ziehl-Neelsen染色が陰性であり，少なくとも頸部に関しては抗酸菌感染の可能性は低いと思われる。肺病変と頸部リンパ節部病変を必ずしも一元的に捉えることはできないが，いずれも抗酸菌が検出されず，ツ反が陰性であること，臨床症状がみられないことから抗酸菌感染の可能性は低いと推察される。

　慢性肉芽腫症ではリンパ球機能は保たれるため，抗酸菌に対しては必ずしも易感染性はない。慢性肉芽腫症に合併した感染症168件の起炎菌で抗酸菌はわずか4例で，ほとんどが細菌，真菌感染症であったと報告されており[6)]，慢性肉芽腫症で感染が合併した場合，原則的には細菌か真菌を起炎菌として考えるべきであろう。一方で，慢性肉芽腫症患者にBCGを接種した場合，腋窩などの所属リンパ節が系統的に腫大する播種性感染がみられることが報告されている[7)]。これは，BCGがカタラーゼ陽性であるために食細胞内で殺菌できずに生じる現象と推察され，慢性肉芽腫症と判明している場合にはBCG接種は禁忌とされている[2)7)]。

　慢性肉芽種症に対するST合剤の予防投与が1970年代後半に報告され[8)]，治療法として確立してからは，合併する感染症の中でも細菌性の割合は減少し，真菌性，特にアスペルギルス感染の報告が増えている[2)3)5)]。最近10年程度の統計ではアスペルギルス感染症例が低年齢層でも増加しており，1980年代後半からはアスペルギルスによる感染症での死亡例の割合が増加している[2)]。

慢性肉芽腫症に合併するアスペルギルス症は，ほかの免疫不全症で生じる侵襲性アスペルギルス症のように激烈なものは少なく，感染初期には症状がなく，進行も緩徐な場合が多いなどの特徴を有するが[3]，これは本例の経過に矛盾しない。本例も，これまでST合剤を継続していたこと，今回の肺病変が判明したのち，イトラコナゾールを用いて徐々に浸潤影や胸膜肥厚が軽減するなどの変化がみられてきたことなどから，真菌，特にアスペルギルス感染が引き金であった可能性が高く，今後も抗真菌薬を継続しながら，慎重に経過を観察していく必要があると考えられる。

主治医のつぶやき

　私は医療系大学付属病院のリハビリテーション専門病院に勤務しておりますので，患者さんは慢性疾患の方に限られ，報告価値が高い希少疾患に出会う機会は残念ながらまれです。しかし，そのような中でも，貴重な症例に遭遇する機会は必ずあるようです。今回提示した症例は，成人例での報告が少ない慢性肉芽種症という合併症をもち，肺結核を否定してよいのかどうか，かなり悩んだこともあって印象に残っているものです。

　症例は本学の関係者でした。健診での胸部X線写真情報が先行し，既往歴などは確認できなかったため，画像上，肺結核で間違いないと断定しました。すぐに外来受診するように手配したのですが，本人とうまく連絡がとれず，実際に診察するまでに2週間余りを要しました。この間，結核であることを前提に，本学での集団感染のおそれもあるため，学校医，病院長，学長などと対応の協議を行い，満を持しての診察となった際，慢性肉芽種症があるということがわかりました。予想もしなかった基礎疾患，しかも慢性肉芽腫症に関しては，学生時代に習った程度の知識しかなく，そこから慌てて文献をあたりました。真菌・細菌感染でも結核感染同様の肉芽腫をつくり，画像上はもちろん，病理学的検査でも結核との鑑別が非常に困難であること，抗酸菌に必ずしも易感染性があるわけではないこと，頻度的にはアスペルギルス感染の可能性が高いこと，など，不勉強で知らなかったことが次々と判明しました。確かに，アスペルギルス感染と考えると，症例の経過にぴったり一致し，イトラコナゾール開始後，当院で経過観察した数年間は安定した経過をとりました。

　当たり前のことですが，症例から学ぶことは，やはり多いと実感した一例でした。ネットの普及で，文献検索などの利便性向上には目を見張るものがあって，症例の検討や検索は，以前より容易になっているものと思います。若い先生方には，どんどん症例報告をしていただきたいと思いますし，私も働いているかぎりはそのように心がけたいと思っております。

【文 献】

1) 安井耕三, 小宮山淳. 慢性肉芽腫症. 柳澤正義, 監修. 小児慢性特定疾患治療マニュアル. 東京:診断と治療社, 1999:471-2.
2) 布井博幸, 石橋史成. 日本の慢性肉芽腫症の現状と将来. 臨病理. 1999;47:658-64.
3) Pogrebniak GE, Gallin JI, Malech HL, et al. Surgical management of pulmonary infections in chronic granulomatous disease of childhood. Ann Thorac Surg 1993; 55: 844-9.
4) 小林陽之助. 慢性肉芽腫症. 小林 登, 多田啓也, 藪内百治, 編. 小児血液病学2. 東京:中山書店, 1982:127-32.
5) Moskaluk CA, Pogrebniak HW, Pass HI, et al. Surgical pathology of the lung in chronic granulomatous disease. Am J Clin Pathol 1994; 102: 684-91.
6) Ambruso DR, Johnston RB Jr. Chronic granulomatous disease of childhood. In: Chernick V, Boat H, editors. Kendig's disorders of the respiratory tract in children. Philadelphia: Saunders, 1998: 1107-17.
7) Kobayashi Y, Komazawa Y, Kobayashi M, et al. Presumed BCG infection in a boy with chronic granulomatous disease. A report of a case and a review of the literature. Clin Pediatr 1984; 23: 586-9.
8) Kobayashi Y, Amano D, Ueda K, et al. Treatment of seven cases of chronic granulomatous disease with sulfamethoxazole/trimethoprim (SMX/TMP). Eur J Pediatr 1978; 127: 247-54.

▼症状（自覚症状なし），画像パターン（胸水）

CASE 33 健診にて右胸水貯留を指摘され，局所麻酔下胸腔鏡では確定診断に至らなかった悪性胸膜中皮腫の症例

山田　豊，鏑木　孝之

症　例

患　者：75歳，男性。
主　訴：右胸水の精査。
家族歴：特記事項なし。
既往歴：20歳；虫垂炎，50歳；胃潰瘍，60歳〜；高血圧。
職業歴：元農業従事，20〜50歳まで，冬季は出稼ぎで工事現場で働いていた。40歳頃は水道工事に従事し5年ほどアスベストを吸入した可能性がある。
生活歴：農村地区在住，喫煙20本×55年，飲酒1合/日。
現病歴：住民健診で右胸水貯留を指摘され，当院呼吸器内科を受診。2年前の健康診断では異常は指摘されなかった。時に喀痰があるが，発熱，咳嗽，胸痛，息切れなどの症状は認めない。
入院時現症：血圧130/81 mmHg，脈拍61回/分，経皮的酸素飽和度97％，眼瞼貧血黄疸なし，頸部リンパ節触知せず，呼吸音は右でやや減弱，rhonchi，crackles聴取せず，心音異常なし。
入院時検査所見：白血球4,900/μl，ヘモグロビン13.9 g/dl，血小板219,000/μl，BUN 21 mg/dl，CRP 0.16 mg/dl，CEA 4.2 ng/ml，CYFRA 1.27 ng/ml，proGRP 68.0 pg/ml。
胸部画像所見：胸部X線写真（図1a）では右胸腔に中等量の胸水を認める。CTでは右胸水以外に肺内縦隔病変は認めない。PET（図1b）では右胸腔にFDGの集積は認められなかった。
右胸腔穿刺：淡黄色胸水を採取，TP 5.1 g/dl，LDH 785 U/l，Glu 71 mg/dl，CEA 2.2 ng/ml，ADA 32.9 U/lで細胞診は陰性で特異的所見はなかった。
局所麻酔下胸腔鏡：右第5肋間前腋下線よりポートを挿入。右壁側胸膜は中等度の肥厚を認め融合傾向を認める結節病変を確認した（図2a）。隆起性病変をなるべく深く生検鉗子で採取した。
病理診断（図2）：表面には軽度核腫大を示す被覆細胞が増生し（図2b），免疫染色ではカルレチニン（図2c），D2-40（図2d）は陽性を示し，TTF-1, Napsin A, CEA, WT-1は陰性であった。一部では乳頭状構造を示し核異型は弱く，また間質内にはリンパ球の集簇巣が散在している点などからは炎症性変化に伴う反応性中皮細

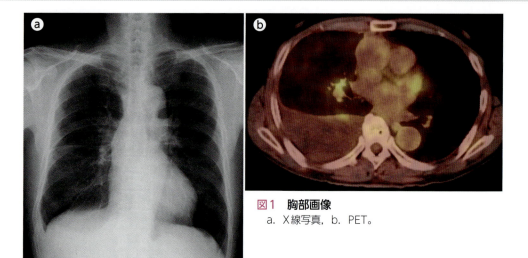

図1 胸部画像
a. X線写真, b. PET。

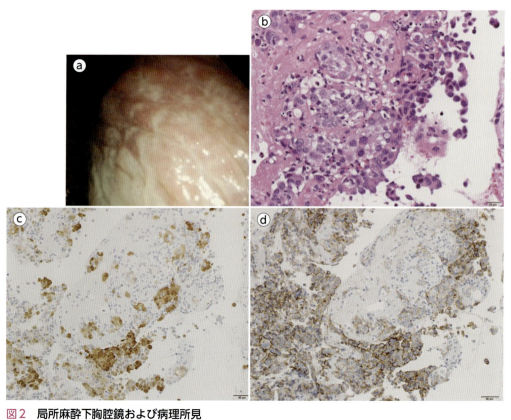

図2 局所麻酔下胸腔鏡および病理所見
a. 胸腔鏡所見, b. HE染色, c. 免疫染色（カルレチニン）, d. 免疫染色（D2-40）。

胞の可能性が考えられた。

　アスベスト曝露歴があることと，胸腔隆起性所見から中皮腫を疑うものの，病理検査で確定診断に至らなかった。全身麻酔下で3ポートの外科的胸膜生検を行った。

全身麻酔下胸腔鏡検査（図3）：胸膜表面から脂肪織まで含む44×27×3mmの壁

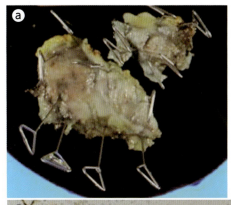
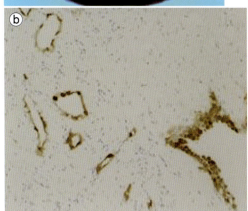
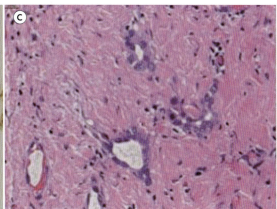

図3　全身麻酔下胸腔鏡および病理所見
a. 胸腔鏡所見，b. 免疫染色（カルレチニン），c. HE染色。

側胸膜が採取された（図3a）。異型を示す細胞からなる腺管が胸膜深部まで存在していた。免疫染色ではカルレチニン（図3b），D2-40は陽性を示し，TTF-1，Napsin A, CEA, WT-1は陰性であった。異型細胞の局在と免疫染色の結果をあわせて悪性中皮腫，上皮型と診断した。

治療経過：キャンサーボードにて集学的治療の方針を決定後，十分な説明同意を経て，シスプラチンとペメトレキセド併用化学療法を3サイクル行った。その後呼吸器外科に転科し右胸膜剥皮術を行った。

SLOGAN

悪性胸膜中皮腫を疑う場合，局所麻酔下胸腔鏡で診断つかなければ，全身麻酔下で積極的に胸膜全層生検を

疾患の解説

胸膜炎の鑑別診断を進めるうえでは，腫瘍性疾患と感染性疾患（特に結核性胸膜炎）を確実に診断することが望まれる。一般的には胸部画像での肺内および胸

膜病変の評価と，胸腔穿刺が行われる．胸水は漏出性，滲出性に大別され，漏出性では全身疾患の検索を行う．滲出性で炎症反応に乏しい場合は腫瘍性病変を意識する．約60％の腫瘍性胸水は細胞診により確定診断が得られるが[1]，細胞診陰性疑陽性の場合は，積極的な胸膜検体採取が必要である．臓側胸膜生検は，超音波あるいはCTガイド下で行う場合と，胸腔内を内視鏡で観察し病変部を採取する胸腔鏡がある．内視鏡で病変を視認できることは出血防止などの安全性につながり，局所麻酔下胸腔鏡では腫瘍性胸膜炎の90％以上で確定診断を得ることが可能である．しかし局所麻酔下胸腔鏡診断には限界もあり，より広範な生検を行う代替え手段を準備しなければならない症例がある．その代表的な疾患が胸膜悪性中皮腫である．

胸膜中皮腫の胸腔所見は隆起性病変，肥厚性病変に大別できる．胸膜班など広範な炎症性変化と，高度な胸膜肥厚や腫瘤形成を認めることが多い[2]．胸水細胞診のみでは診断困難なことが多く，陰性であっても否定できない．また病理診断を行ううえでも免疫組織学的染色検査が必要になるため十分な検体の採取が必要となる．隆起性病変を呈する症例では内視鏡鉗子を用いた生検は容易であるが，壁側胸膜病変がびまん性に硬化した症例では生検困難なことがある．

炎症性胸膜肥厚が進行すると，腫瘍細胞は胸腔から見て深部になり，生検鉗子が到達しにくくなる．針付きの鉗子を使用し胸膜を厚く採取したり，胸膜下にキシロカイン液を局注し胸膜を浮かせる工夫を行う．消化管粘膜切除用のITナイフを用いて肥厚した胸膜の全層生検の有用性を示す報告[3]もあるが，いまだ一般的手技ではなく行える施設は限定されている．

局所麻酔下胸腔鏡で確定診断を得られないが，なお悪性胸膜中皮腫を疑う場合は，全身麻酔下胸腔鏡により胸膜全層を採取した積極的生検を行うべきである．

主治医のつぶやき

当症例は健診で発見された胸水であった．自他覚症状はなく粉塵曝露歴があったため，当初より悪性胸膜中皮腫が鑑別診断の上位に挙げられた．局所麻酔下胸腔鏡で採取した壁側胸膜生検は，中皮細胞の異型を認めたが，悪性胸膜中皮腫の確定診断には至らなかった．全身麻酔下で呼吸器外科による胸腔鏡生検を行い，腫瘍細胞の分布が胸膜深部に及ぶことから悪性胸膜中皮腫の確定診断に至った．胸膜炎診断について内科外科の連携が求められる症例と考えられる．

【文 献】

1) American Thoracic Society. Management of malignant pleural effusions. Am J Respir Crit Care Med 2000; 162: 1987-2001.
2) 鏑木孝之．胸腔鏡所見の取り方．気管支学 2012；34：505-10.
3) Sasada S, Kawahara K, Kusunoki Y, et al. A new electrocautery pleural biopsy technique using an insulated-tip diathermic knife during semirigid pleuroscopy. Surg Endosc 2009; 23: 1901-7.

▼症状（胸痛，呼吸困難），画像パターン（多発性囊胞）

CASE 34
繰り返す気胸を発症し，さまざまな合併症により治療に難渋した結節性硬化症の1例

石井　幸雄

症例

患　者：27歳（初診時），女性。
主　訴：胸痛。
家族歴：特記事項なし。
既往歴：24歳；子宮内膜症。
生活歴：喫煙歴なし，妊娠・出産歴なし。
現病歴：X年8月，突然胸痛が出現し近医受診。胸部X線写真検査にて両側気胸を指摘された。胸腔ドレナージ術施行されるも肺虚脱が続いたため，同年9月当院転院となった。
入院時現症：左頬部に血管線維腫。呼吸音は両肺で減弱。
入院時検査所見：KL-6 985 U/ml，CA125 260 ng/mlとそれぞれ高値であった。血算，生化学およびほかの腫瘍マーカーは正常範囲であった。
入院時画像所見（図1a）：胸部X線写真で両側の気胸を認めた。胸部CT検査では両側気胸に加え，肺野に囊胞および小結節を認めた。
入院後経過：入院後胸腔ドレナージを継続したが，エアリークが止まらなかったため，第10病日に胸腔鏡下ブラ切除術を行った。切除標本の肺組織で，胸膜直下の間質にHMB-45陽性の紡錘形細胞の増殖を認め（図2），リンパ脈管筋腫症（lymphangioleiomyomatosis：LAM）の診断を得た。肺内にはmicronodular pneumocyte hyperplasia（MNPH）を認め，結節性硬化症（tuberous sclerosis complex：TSC）の肺病変に矛盾しない所見であった。全身検索の結果，頭部CTで脳室上衣下結節（subependymal nodule）を，腹部CTでは左腎優位に両腎に血管筋脂肪腫（angiomyolipoma：AML）をそれぞれ認めた（図1b，c）。臨床診断基準を満たしたことより，結節性硬化症と診断された。

　胸腔鏡下手術後に気胸の再発を認めず，子宮内膜症に対し中用量ピルが処方され，同年10月退院となった。X＋1年2月，右気胸を再発し，胸腔ドレナージ術を行った。中用量ピルによる子宮内膜症のコントロールが十分でなかったため，LH-RHアゴニスト（リュープロレリン）が同年8月より6カ月間投与された。X＋2年4月，右気胸を再発し3回目入院，再度胸腔ドレナージ術が施行された。そ

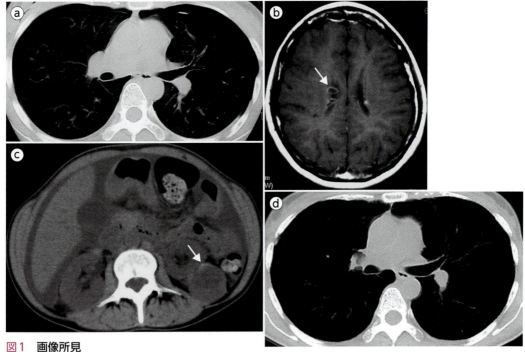

図1 画像所見
a. 初回入院時の胸部CT，b. 初回入院時の頭部CT，c. 初回入院時の腹部CT．
d. 初診より10年経過時の胸部CT．

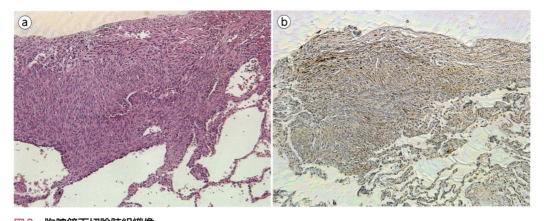

図2 胸腔鏡下切除肺組織像
a：HE染色，b：抗HMB-45抗体による免疫染色．

の後テストステロン誘導体（ダナゾール）が同年5月より6カ月間投与された．X＋3年1月，右気胸を再発し胸腔鏡下ブラ切除術が施行された．その後入院中に左気胸が出現したが，胸腔ドレナージで改善したため同年4月に退院となった．この頃より胸部CT上，肺の囊胞病変が増加し，呼吸困難も徐々に進行した．子宮内膜症治療も兼ねてリュープロレリン，低用量ピル，ダナゾール投与がX＋9年まで繰り返され，X＋10年子宮全摘術が施行された．X＋11年初めに気道感染を契機に低酸素血症が顕著となり，同年7月より在宅酸素療法が施行された．肺機能検査でも初めて換気障害（混合性）を示した．胸部CTではほぼ全肺が囊胞性変化を示すに至った（図1d）．X＋13年に入り酸素療法が常時必要となったた

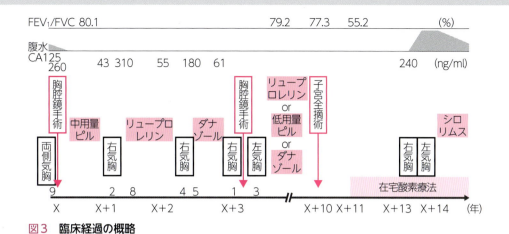

図3　臨床経過の概略

め，肺移植について専門移植施設に相談，適応ありとの返事を得，移植登録へ向けた準備をすることになった．同年8月頃より腹部膨満が出現，腹部CTにて大量の腹水が指摘され，穿刺にて乳糜腹水が確認された．脂肪制限食や穿刺排液などの対症療法で対応していたが，腹水の貯留速度が速く血清アルブミン濃度が急速に低下し，穿刺後の倦怠感が著しいなど，これらの治療のみでは腹水のコントロールは難しい状況であった．外部専門医に相談し，X＋14年2月よりシロリムスが投与された．同薬投与後腹水の貯留速度は減少し，自宅療養となった．同年6月，発熱とともに膣より乳糜状の排液があり救急来院された．白血球12,300，CRP 25.21 mg/dlと炎症反応亢進，腹水よりグラム陽性球菌がみられ（培養同定不能），膣断端瘻による腹膜炎と判断した．婦人科より保存的治療を指示され，腹水ドレナージ，抗菌薬投与により炎症反応は徐々に改善した．血清アルブミンは一時1.8 g/dlまで低下したが，腹膜炎の回復とともに徐々に増加し4 g/dlを維持できるようになった．乳糜腹水，腹膜炎の回復ののち，移植登録に向け専門施設に入院されたが，精査の結果，腎機能が移植基準を満たさず，登録保留となった．AMLは徐々に増大し，腎機能はその後も低下している．臨床経過の概略を図3に示す．

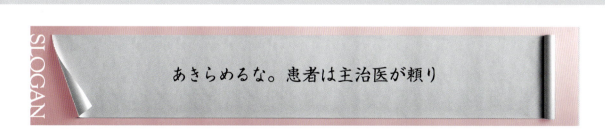

あきらめるな．患者は主治医が頼り

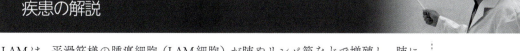

疾患の解説

　LAMは，平滑筋様の腫瘍細胞（LAM細胞）が肺やリンパ節などで増殖し，肺に多発性嚢胞を形成する，緩徐進行性の全身性疾患である．TSCに伴って発生する

TSC-LAMと，単独で発生する孤発性LAMとに分類される。TSCは全身臓器に過誤腫が形成される常染色体優性遺伝性疾患で，プリングル（Pringle）病とも呼ばれる。近年TSCの原因遺伝子として，9番染色体に存在するTSC1遺伝子，または16番染色体に存在するTSC2遺伝子が同定された[1)2)]。TSC1遺伝子はハマルチン，TSC2遺伝子はツベリンという蛋白をそれぞれコードする遺伝子である。ハマルチンとツベリンは複合体を形成し，細胞内のmammalian target of rapamycin（mTOR）活性抑制に働く。TSC1遺伝子，あるいはTSC2遺伝子のどちらかに変異が生じると，mTORが過剰に活性化され，細胞増殖を亢進する。その結果，異形成，腫瘍形成，血管新生などの細胞臓器異常が生じ，TSCにおけるさまざまな症状が引き起こされるものと考えられている。

本症例はTSC診断基準（修正Gomez基準[3)]）のうち，顔面の血管線維腫，上衣下結節，および肺LAM・腎AMLの大症状3つを満たすことから，TSC確実例と考えられた。しかしながら，本症例では家族内発症は明らかでなく，精神遅滞，てんかん発作といった古典的TSCにみられる症状も認めなかった。近年の調査では約2/3が孤発例であること，古典的三主徴すべてを満たすものは3割程度であることなど，TSCの発症や臨床症状には個人差がかなり大きいことが示されている[4)]。臨床症状と遺伝子変異型の検討では，TSC1遺伝子変異例のほうがTSC2遺伝子変異例よりも全般的に軽症で，精神遅滞，てんかん発作などの精神神経症状の頻度も低い傾向があることが示唆されている[5)6)]。最近ではTSC1/TSC2遺伝子の変異部位と臨床表現型の解析がなされており[7)]，本症例でもTSC遺伝子解析が待たれている。

TSCの特徴的肺病変としてMNPHとLAMが挙げられる。MNPHはII型肺胞上皮細胞の過形成で特に治療を必要としないが，肺内にびまん性に生じ，粟粒結核や転移性腫瘍との鑑別を要することがある。肺LAMはTSCの25〜40％に合併し，TSCの主な死亡原因の一つである。早期は無症状で経過することが多いが，本症例のように繰り返す気胸で発見されることもある。HRCTでは境界明瞭な薄壁を有する囊胞が両肺野に散在し，経過とともに進行する。囊胞病変の悪化に伴い，閉塞性換気障害，拡散障害も進行する。LAMの病理診断にはLAM細胞の証明が重要である。HE染色でLAM細胞の形態を有し，免疫染色でHMB-45陽性であれば，組織診断確実例となるが，HMB-45の陽性を示さないLAM細胞もしばしばあるので注意が必要である[8)]。LAM細胞は癌といえるほどの悪性度は示さないが，リンパ節や肺に転移し，びまん性，不連続性の病変を形成する。囊胞形成にはLAM細胞からのプロテアーゼの産生が関与し，胸膜直下に生じた囊胞が破綻することにより気胸が引き起こされる。また乳糜胸水や腹水は，LAM細胞のクラスターによるリンパ流路の障害によって生じるものと考えられる。

ガイドラインでは，結節性硬化症に伴う肺LAMの治療方針は，労作時呼吸困難の有無，気胸の合併やその状態にもとづいて決定されている[4)]。しかしながら，現時点で確実にLAMの進行を防止する有効な治療法はなく，呼吸不全（酸素療法が必要）に至った症例では肺移植が考慮される。本症例でもホルモン療法による

内科的治療は囊胞性病変の進行や呼吸困難の増悪を抑制することはできず，肺移植を考慮するに至った．一方で，初期にみられた気胸はホルモン療法中は起こらず中断期に生じた感があり，ホルモン療法が気胸の抑制に有効であった可能性も示唆される．肺LAMに伴う気胸の治療は脱気や外科治療などの対症療法が基本で，ホルモン療法の有用性は今まで証明されていない．一方で，本例は子宮内膜症を合併しており，気胸の発症とCA125値増加が相関したことより，肺切除標本において子宮内膜は認められていないが，異所性子宮内膜症に伴う気胸（月経随伴性気胸）の合併は完全には否定できないものと思われた．LAMと子宮内膜症の関係は不明であるが，どちらもエストロゲン依存性の細胞が転移して生じる疾患との共通点があり興味深い．mTOR阻害薬であるシロリムスがLAM患者における肺機能低下抑制やQOL改善に有効であることが報告された[9]．乳糜胸水または腹水に対するシロリムスの有用性は確立されていないが，本症例では腹水のコントロールが極めて困難となり，肺病変の治療も兼ねて同薬を使用し，腹水コントロールに関しては一定の効果を得たが，肺機能の改善はない．また，現時点までに腎病変（AML）の増大，および腎機能低下に対しても明らかな改善効果は見られていない．別のmTOR阻害薬であるエベロリムスが，AMLに対して承認を得ており，今後同薬の使用も検討していきたい．

主治医のつぶやき

　TSC，LAMはまれな疾患ではあるが，特徴的な症状，画像所見を呈するので診断は容易である．今後は*TSC*遺伝子変異検査が普及し，遺伝子診断が可能になるであろう．一方で難治性疾患の名のとおり，さまざまな症状や，想定された，そして時には思いがけない合併症により入院を余儀なくされる期間も多かった．次第に抑うつ傾向となり，治療への積極性が薄れ，精神面のケアも本症例では多くの時間を必要とした．全身症状への対応，遺伝子変異の検索，未承認薬であるシロリムスの使用，肺移植への道筋など，このような難治性疾患の診療は一般病院では荷が重いのも事実である．患者の希望の光であった肺移植が腎機能低下のために適応から外れると診断されたときは，患者，家族とともに主治医も落胆した．しかしながら主治医が諦めたら，患者の希望は完全に閉ざされてしまう．エベロリムスの使用はまだ残っている．まず初めに腎移植を行ってから肺移植を行う手はないだろうか．何にせよ，今の状態を維持して時間を稼げれば，新しい薬物が開発されるかもしれない．患者はまだ肺移植の上限年齢まで10年以上あり，できるかぎりの手を尽くしていきたい．なお，本症例は施設内外の専門家にいろいろとアドバイスやご高診をいただき現在に至っている．面識のない先生に突然メールを送ったこともあったが，みな親切に対応していただいた．聞かぬは一生の恥，というより患者への不利益．一般病院では困ったら外部を含め多くの人に聞いてみることが重要であることを感じた症例である．

【文 献】

1) European Chromosome 16 Tuberous Sclerosis Consortium. Identification and characterization of the tuberous sclerosis gene on chromosome 16. Cell 1993; 75: 1305-15.
2) van Slegtenhorst M, de Hoogt R, Hermans C, et al. Identification of the tuberous sclerosis gene *TSC1* on chromosome 9q34. Science 1997; 277: 805-8.
3) Roach ES, Gomez MR, Northrup H. Tuberous sclerosis complex consensus conference: revised clinical diagnostic criteria. J Child Neurol 1998; 13: 624-8.
4) 結節性硬化症の診断基準・治療ガイドライン作成委員会. 結節性硬化症の診断基準および治療ガイドライン. 日皮会誌 2008；118：1667-76.
5) Dabora SL, Jozwiak S, Franz DN, et al. Mutational analysis in a cohort of 224 tuberous sclerosis patients indicates increased severity of *TSC2*, compared with *TSC1*, disease in multiple organs. Am J Hum Genet 2001; 68: 64-80.
6) 大野耕策. 結節性硬化症：2つの原因遺伝子の同定とその後の展開. 日児誌 2002；106：1556-65.
7) Napolioni V, Moavero R, Curatolo P. Recent advances in neurobiology of Tuberous Sclerosis Complex. Brain Dev 2009; 31: 104-13.
8) 林田美江. LAMの歴史・疫学・診断基準. 日胸 2011；70：992-1000.
9) McCormack FX, Inoue Y, Moss J, et al. Efficacy and safety of sirolimus in lymphangioleiomyomatosis. N Engl J Med 2011; 364: 1595-606.

▼症状(発熱,倦怠感,呼吸困難),画像パターン(広範囲浸潤影)

CASE 35 肺炎が著明改善しながらも,DIC,血球貪食症候群などの併発により救命し得なかったレジオネラ肺炎の症例

大塚 眞人,八木 貴子,北舘 孝之,落合 晶子,津覇 政子

症例

患　者：47歳,男性。
主　訴：発熱,倦怠感,呼吸困難。
家族歴：特記事項なし。
既往歴：特記事項なし。
生活歴：喫煙歴ほとんどなし。機会飲酒。
現病歴：生来健康で,特に既往もない。X年10月中旬頃より倦怠感など体調不良を感じ,数日間で症状が増悪傾向。10月某日の朝には少しの体動も困難となり,救急搬送され入院となった。
入院時現症：体温38.9℃,頻呼吸著明でO_2 6 l/分 投与下でSp_{O_2} 75%,軽度の意識障害(JCS 1～2)あり,両側肺野ほぼ全体でcoarse crackleを聴取した。
入院時検査所見：動脈血液/ガス(O_2 6 l/分投与下);PH 7.417,Pa_{CO_2} 28.4 Torr,Pa_{O_2} 44.7 Torr,BE −4.4でⅠ型呼吸不全を認めた。血算では白血球数21,600/μl,血色素11.5 g/dl,好中球61%,好酸球5%,血小板19.8万/μl,CRP 55.31 mg/dlと著明上昇,総蛋白5.5 g/dl,アルブミン2.8 g/dl,総ビリルビン1.80 mg/dl,直接ビリルビン1.54 mg/dl,AST(GOT)189 U/l,ALT(GPT)51 U/l,LDH 713 U/l,CPK 8,436 U/l,総コレステロール61 mg/dl,トリグリセライド(TG)156 mg/dl,BUN 67.8 mg/dl,クレアチニン4.57 mg/dl,Na 126 mEq/l,K 4.2 mEq/l,Cl 85 mEq/l,血糖112 mg/dl,HbA_1c 6.6%であり,著明な炎症所見と肝機能障害,腎機能障害,さらに脱水傾向に加えて横紋筋融解症や耐糖能異常などを疑わせる所見を示した。初診時画像所見(図1)より重症肺炎を疑い,鑑別診断のため急遽追加した検査項目の結果としてはHIV抗体陰性,マイコプラズマIgM抗体陰性,尿中肺炎球菌莢膜抗原陰性であったが,尿中レジオネラ抗原陽性でこの時点でほぼ確定診断に至った。また,追加検査項目のうち後日結果が判明したものの中では,可溶性IL-2受容体(sIL-2R)が5,680 U/mlと異常高値を認めた。その他の項目では,β-D-グルカン14.4 pg/ml,SP-D 66.9 ng/mlと正常,HTLV-1抗体,PR3-ANCA,MPO-ANCA,抗糸球体基底膜抗体はいずれも陰性。また入院後の気管内採取検痰に対し,BCYEα寒天培地での培養の結果,後日 *Legionella pneumophila*(以下,*L. pneumophila*)

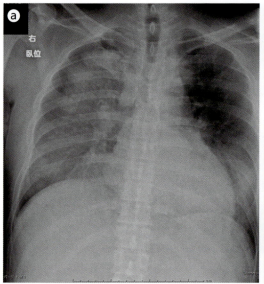
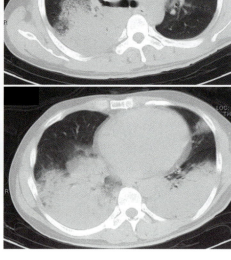

図1　入院時胸部X線写真（a）および胸部CT像（b）

を検出し，血清グループ1群（Serogroup 1：SG1）と判定された。

入院時画像所見：胸部単純X線写真（図1a）では，末梢側の一部を残してほぼ右肺野全域に広がるコンソリデーションと一部すりガラス陰影からなる浸潤影を認め，左下肺野と左上肺野縦隔側にも同様の陰影を認めた。胸部CT所見（図1b）では，胸部X線写真所見に一致する領域に背側優位に陰影の広がりを認めた。

入院後経過：入院時の病歴，症状ならびに画像検査所見などより重症劇症型肺炎が第一に疑われたため，BIPM 0.9g/日の投与を開始するとともに，レジオネラ肺炎の可能性も考慮してLVFX 500mg/dayを入院直後より併用投与開始。間もなく尿中抗原陽性で確定診断を得たが，混合感染やほかの非定型肺炎合併，ARDSなどの合併の可能性も考慮して，MINO 200mg/日の抗菌薬併用投与，ステロイドパルス療法も併用開始して肺炎の早急な改善を試みた。しかしながらその後入院当日においては，呼吸不全が徐々に増悪傾向を示したため人工呼吸器管理とし（Fi_{O_2} 100％，PEEP 5cmH$_2$Oの条件で開始），第2病日には同条件の人工呼吸器管理下で酸素飽和度90％台前半を保てるようになった。

第7病日までの経過：胸部X線写真所見は第2病日には早くも肺炎陰影の軽快傾向がみられ，さらに第4病日，第7病日と改善傾向が著明となった（図2）。呼吸状態も徐々に安定し，第7病日にはFi_{O_2} 50％で酸素飽和度90％台後半を維持できるようになった。血液検査所見でも画像所見改善とともにCRPが第4病日に40.85 mg/dl，第7病日には12.04mg/dlと著明改善を示した。CPK高値も第7病日で4,730U/l，その後も徐々に改善傾向であった。肝機能障害については，第7病日までにAST 45U/l，ALT 36U/lとほぼ正常化したが，一方では総ビリルビン5.65 mg/dl，直接ビリルビン4.78mg/dl，γ-GTP 101U/lと胆道系の改善が遷延傾向であった。腎機能障害については，第4病日までの乏尿期を経て，第7病日以降は

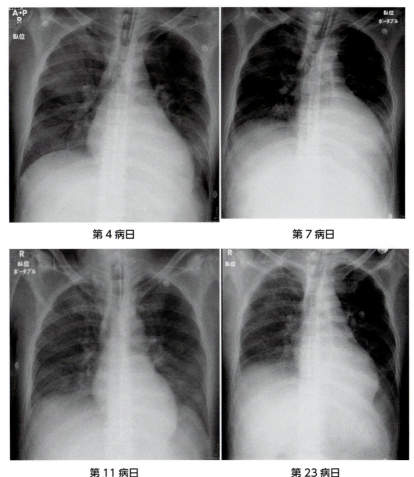

第4病日　　　　　　　　　第7病日

第11病日　　　　　　　　　第23病日

図2　胸部X線写真の経過

利尿期となり，クレアチニン値も第7病日で11.00mg/dlで最高値となったもののその後は徐々に軽快傾向であった。

一方，画像所見，肝機能，腎機能の経過，CRP改善傾向と別に，血小板数が第5病日12.7万/μl，第7病日になって7.1万/μlと減少し始め，FDP 50.6μg/ml，Dダイマー30μg/ml以上で，播種性血管内凝固症候群（DIC[*1]）発症が疑われた。

第8〜14病日の経過：第8病日には，血小板も5.6万/μlとさらに減少したためDICの進行を考えて，アンチトロンビンⅢ製剤や蛋白分解酵素阻害薬（FOY）投与も開始したが，血小板減少は止まらず，第10病日には1.4万/μlとなり，血小板輸血も開始し，一方呼吸状態のさらなる改善を目的に，2度目のステロイドパルス療法を行った。第11病日になり，人工呼吸器管理のための鎮静麻酔下でもみられていた体動が消失し，両側瞳孔の散大傾向と右対光反射低下が認められ，第14病日にかけてさらに散大著明となり，対光反射の消失がみられた。頸部を中心に膨隆疹の出現があり，その後大腿にかけて範囲拡大傾向。呼吸状態には大きな変化なく，胸部X線写真所見上も第10病日以降著変なし（図2）。第12病日には消化管出血などの兆候がないにもかかわらず血色素量が8.0g/dlと減少し始めた

[*1] DIC：disseminated intravascular coagulation（播種性血管内凝固症候群）

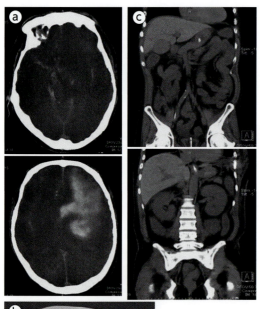

図4 骨髄像（400倍）（第25病日）
中央下にマクロファージ（↑）があり，赤血球（E）と血小板（P）を貪食している。また骨髄球（Met）や右上の好酸球（Eo）も貪食しようとしている。

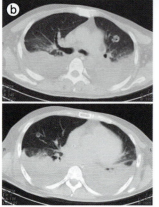

図3 第23病日の全身CT画像
a.頭部CT，b.胸部，c.腹部。

ため，対症的に赤血球輸血1単位/日を開始した。

第15～28病日の経過：第15病日には鎮静薬投与を完全に中止したが，瞳孔は両側ともに散大，対抗反射消失し，JCS 300となり，急速なDICの進行による脳出血も疑われたが，呼吸状態なども含めて全身状態不良であったため，頭部CTなどの検索は行わなかった。血色素量は赤血球輸血を継続しているにもかかわらず減少傾向であり（第17病日で，6.9g/dlと減少），第17病日に3度目のステロイドパルス療法を行い，その後プレドニゾロン60mg/日の維持投与とした。赤血球と血小板の輸血も継続したが，DICや貧血の進行に対する改善はなかった。第23病日には，呼吸状態が比較的安定してきたため，全身状態の画像評価の目的でCTを行った。頭部CT所見では，くも膜下出血と前頭葉の脳出血などにより高度脳浮腫，脳ヘルニアを認めた（図3a）。また胸部CT所見では，肺炎像の改善はあったが，両側下葉の含気低下と両側胸水の貯留，septic emboliを疑わせる薄壁小空洞陰影（図3b）を認め，腹部CTでは腸管のびまん性浮腫や腎臓の浮腫傾向と肝臓のヘモジデローシスを疑わせる高吸収像（図3c）が認められた。消化管出血などの兆候が認められないにもかかわらず，急速な貧血の進行と，血小板減少の2系

統以上の血球減少があり，血球貪食症候群を疑って第25病日に骨髄穿刺を行った。骨髄像所見では，myeloid系細胞優位の正形成骨髄で，マクロファージによる血球貪食像を多数認めるとの報告であり，血球貪食症候群と矛盾しない所見であった。骨髄像の写真を呈示する（図4）。それと前後するが，血液生化学の所見で第23病日にTG 364 mg/dl，フェリチン1,529 ng/ml（正常値は17〜321 ng/ml）と異常高値を示しており，sIL-2Rも2,890 U/mlと高値，また全経過を通じてLDHは568〜2,087 U/lと高値持続しており，骨髄像とあわせて，血球貪食症候群合併が示唆された。CPK値や肝機能障害や腎機能障害の再増悪，DICの持続などもあり第28病日に永眠された。なお，剖検の承諾は得られなかった。

SLOGAN

サイトカインの嵐が吹き荒れていることを忘れるな！

疾患の解説

　L. pneumophilaを代表とするレジオネラ属菌による細菌感染症がLegionnaires' disease（レジオネラ症）であるが，その病型として劇症型のレジオネラ肺炎と一過性のポンティアック熱がある。レジオネラ属菌はもともと土壌や水環境に普通に存在し，その菌を含んだエアロゾルを吸入することによって菌が肺胞に到達し，そこで肺胞のマクロファージに貪食される。しかしレジオネラ菌は細胞内寄生性であり，マクロファージに取り込まれる際にできる食胞に作用して食胞膜の性質および構造を変化させ，リソゾームの結合性を失わせるとともに，多重の膜構造をもつ食胞に守られて分解されることなく増殖し続けると考えられている。レジオネラ肺炎は，入院を要する市中肺炎の1〜5％を占め，肺炎球菌，肺炎桿菌と同様，大葉性肺炎を来す代表的な肺炎の一つである[1]。その原因菌の大半はL. pneumophila SG1で全体の84.2％と報告されている[2]。その臨床像としては発熱，全身倦怠感，呼吸器症状，消化器症状，精神神経症症状などの多彩な症状のほか，GOT，GPT，LDH，CPKなどの酵素異常の頻度が高い。胸部陰影としては多発性陰影，肺胞性・混合性陰影の頻度が高く，また胸部陰影に比して低酸素血症が強いことも特徴である[3)4]。レジオネラ肺炎の診断は一般的には簡単ではなく，進行が急速で，最もARDSを発症する頻度の高い市中肺炎でもあり，またDIC，多臓器不全の合併などの可能性もあるため，早期に有効な抗菌薬の選択を含めた適切な治療を開始しなかった場合は致命率が高い[5)6]。レジオネラ肺炎が重症化してARDSや多臓器不全などを合併する病態の一因として高サイトカイン血症が考えられる。マクロファージ細胞内でレジオネラ菌が増殖することによってマクロ

ファージが活性化してTh1系優位にサイトカインを産生し，特に *L. pneumophila* の菌体成分であるリポ多糖体（LPS）はTLR 2で認識され，通常のグラム陰性桿菌のLPSより強いLPS活性をもち，しかも重症になればなるほど肺炎軽快後もLPS抗原は排出され続けるため炎症性サイトカイン誘導が持続的に起こっている可能性がある[7)～9)]。本症例は，初診直後よりレジオネラ肺炎の治療を開始しており，肺炎の著明改善を認めたにもかかわらず，その後DIC，多臓器不全など種々の合併症が出現した。

血球貪食症候群（HPS[*2]）あるいは血球貪食性リンパ組織球症（HLH[*3]）は，骨髄やリンパ節など網内系における組織球・マクロファージによる血球貪食を特徴とする疾患群で，一次性（原発性；家族性または遺伝性）と基礎疾患に起因して発症する二次性（続発性または反応性）に大別される。一次性HPSを除いた大半のHPS，中でも成人に発症するHPSは，感染症，悪性腫瘍，自己免疫疾患などなんらかの基礎疾患または発症の引き金となる要因が推定される二次性のHPSである[10)]。HPSはその臨床像として上記の血球貪食能亢進により，発熱，皮疹，リンパ節腫大や肝脾腫（特に小児），肝機能障害，末梢血液における二系統以上の血球減少，高フェリチン血症，高LDH血症，高トリグリセライド血症，高サイトカイン血症（TNF-α, IFN-γ, IL-1, IL-6, IL-18, 可溶性IL-2受容体など）などを特徴とし，重症化するとDICや多臓器不全を来して死亡する。その激しい病態を惹起する大きな原因の一つとして挙げられるのが，活性化T細胞やマクロファージ由来の過剰なサイトカイン産生によるサイトカインストームであると考えられている[10)～15)]。本症例は入院当初から高サイトカイン血症を疑わせるsIL-2R高値があり，すでに第7病日にはDICを発症して，それ以降はDIC，肝機能障害，腎機能障害が徐々に悪化傾向となって多臓器不全の状態に向かっていった。第10病日に2回目のステロイドパルス療法を行っているが，その最中に皮疹の出現増悪傾向がみられたことも，薬疹としてではなくHPSの症状である可能性が考えられた。高トリグリセライド血症，高フェリチン血症も著しく，sIL-2Rも高値であることがHPSと矛盾しない。骨髄穿刺の結果も決め手となり診断確定とした。

[*2] HPS：hemophagocytic syndrome（血球貪食症候群）
[*3] HLH：hemophagocytic lymphohistiocytosis（血球貪食性リンパ組織球症）

主治医のつぶやき

本症例はレジオネラ肺炎の診断の遅れもなく治療を開始できたにもかかわらず，続発したDIC，HPS，脳出血，多臓器不全などにより救命し得なかった症例であった。皮肉にも，抗菌薬投与の効果により大量の菌体成分（LPS）が一気に血中に流入し，そのために高サイトカイン血症を誘発して細菌感染関連HPS（BAHS）が惹起されたとも考えられる。HPSに対する治療としては，HPSの原因により適切な薬物や治療法はさまざまであるが，共通する基本的な考え方としては抗サイトカイン療法であり，ステロイド，シクロスポリンなどの免疫抑制薬，大量のγ-グロブリンなどの投与，サイトカイン除去の目的での交換輸血や血漿交換などが試みられている[16)～18)]。しかしながら，重症感染症，高度呼吸不全状態で人工呼

吸器管理下にある本症例のような場合，全身状態改善のための対症的治療に追われ，DICやARDS合併などはまだしも，なかなかHPSまでは考えが及ばず，またいざ気がついたとして，重症感染症に免疫抑制薬を積極的に投与するのには抵抗もあり，人工呼吸器管理下でのけっしてよいとはいえない呼吸状態で，血漿交換が可能な医療機関への転院も難しいものがある．レジオネラ肺炎は，画像所見の改善だけでよしとせず，併発する高サイトカイン血症による多臓器障害などにも細心の注意を払う必要があることを教訓として残し，また血漿交換などをどの時点で決断すべきであったかを考えさせられた症例であった．

【文 献】

1) 日本呼吸器学会呼吸器感染症に関するガイドライン作成委員会，編．成人市中肺炎診療ガイドライン．東京：日本呼吸器学会，2005.
2) Yu VL, Plouffe JF, Pastoris MC, et al. Distribution of *Legionella* species and serogroups isolated by culture in patients with sporadic community-acquired legionellosis: an international collaborative survey. J Infect Dis 2002; 186: 127-8.
3) Stout JE, Yu VL. Legionellosis. N Engl J Med 1997; 337: 682-7.
4) Falcó V, Fernández de Sevilla T, Alegre J, et al. Legionella pneumophila. A cause of severe community-acquired pneumonia. Chest 1991; 100: 1007-11.
5) Torres A, Serra-Batlles J, Ferrer A, et al. Severe community-acquired pneumonia. Epidemiology and prognostic factors. Am Rev Respir Dis 1991; 144: 312-8.
6) Marrie TJ, Peeling RW, Fine MJ, et al. Ambulatory patients with community-acquired pneumonia: the frequency of atypical agents and clinical course. Am J Med 1996; 101: 508-15.
7) Tateda K, Matsumoto M, Ishii Y, et al. Serum cytokines in patients with *Legionella* pneumonia: relative predominance of Th1-type cytokines. Clin Diagn Lab Immunol 1998; 5: 401-3.
8) Tateda K, Moore TA, Deng JC, et al. Early recruitment of neutrophils determines subsequent T1/T2 host responses in a murine model of *Legionella pneumophila* pneumonia. J Immunol 2001; 166: 3355-61.
9) Girard R, Pedron T, Uematsu S, et al. Lipopolysaccharides from *Legionella* and *Rhizobium* stimulate mouse bone marrow granulocytes via Toll-like receptor 2. J Cell Sci 2003; 116: 293-302.
10) 熊倉俊一．HPSの病態・診断・治療．血栓止血誌 2008；19：210-5.
11) Fujiwara F, Hibi S, Imashuku S. Hypercytokinemia in hemophagocytic syndrome. Am J Pediatr Hematol Oncol 1993; 15: 92-8.
12) Ohgo S, Matsuzaki A, Nishizaki M, et al. Inflammatory cytokines in virus-associated hemophagocytic syndrome. Interferon-gamma as a sensitive indicator of disease activity. Am J Pediatr Hematol Oncol 1993; 15: 291-8.
13) Imashuku S, Hibi S, Fujiwara F, et al. Hyper-interleukin (IL)-6-naemia in haemophagocytic lymphohistiocytosis. Br J Haematol 1996; 93: 803-7.
14) 白石 香，田中 健．Hemophagocytic Syndrome (HPS) の病態：cytokineを中心として．臨血 1999；40：103-7.
15) Tsuda H. Hemophagocytic syndrome (HPS) in children and adults. Int J Hematol 1997; 65: 215-26.
16) 今宿晋作．血球貪食症候群に対する抗サイトカイン療法．小児科 2002；43：1086-93
17) Omagari K, Ashida R, Oh-I H, et al. Successful treatment with cyclosporine in a case of hemophagocytic syndrome manifestating as severe liver dysfunction. Am J Med Sci 1997; 314: 403-7.
18) Tateishi Y, Oda S, Sadahiro T, et al. Continuous hemodiafiltration in the treatment of reactive hemophagocytic syndrome refractory to medical therapy. Transfus Apher Sci 2009; 40: 33-40.

▼症状（咳嗽，喀痰），画像パターン（腫瘤影）

CASE 36 肺癌との鑑別に苦慮したアレルギー性気管支肺アスペルギルス症（ABPA）の症例

谷田貝　洋平

症　例

患　者：83歳，男性。
主　訴：咳嗽・喀痰。
家族歴：特記事項なし。
既往歴：33歳；肺結核（胸郭成形術）。60歳〜；高血圧症（内服）。
アレルギー：本人否定。
生活歴：喫煙なし。機会飲酒。
現病歴：X年5月頃より咳嗽が出現した。症状が改善しないため7月に近医を受診し，急性気管支炎の診断で抗菌薬（LVFX 500 mg/day）処方となった。しかし，その後も咳嗽が持続，発熱も認めたため精査加療目的に当院紹介となった。
主な入院時現症：意識清明。体温36.3℃，血圧132/76 mmHg，脈拍84回/分（整），呼吸回数15回/分，SpO_2 98％（室内気）。貧血・黄疸なし，咽頭発赤なし，表在リンパ節触知せず，心音整，I・II音正常，軽度のwheezeを聴取。腹部平坦・軟，蠕動音正常，肝脾腫なし。下腿浮腫なし。
入院時検査所見：CRP，肝機能，腎機能など一般生化学は正常であった。末梢血白血球数は7,600/μlと正常であったが，好酸球数は1,460/μl（14％）と著明高値であった。肺癌腫瘍マーカーはCEA 10.6 ng/mlと軽度高値であった。喀出痰の培養検査では口腔内常在菌のみ検出された。
入院時画像所見：胸部X線写真検査では左下肺野の心陰影，下行大動脈に重なるように径5 cmほどの腫瘤上の濃度上昇を認める（図1a）。胸部CT検査では左下葉に径4 cmの辺縁不整な腫瘤影を認めた（図1b）。縦隔条件では腫瘤内部は濃度不均一であった（図2a）。
入院後経過：腫瘤影の精査のため気管支鏡検査を施行した。左下葉枝入口部に黄色の粘液栓を多量に認めた（図2b）。その他，可視範囲内で明らかな異常所見を認めなかった。粘液栓の一部を吸引し終了した。その後，粘液栓の培養から*Aspergillus fumigatus*が検出され，粘液栓中には多数の好酸球が認められた。以上の結果を踏まえて，アレルギー性気管支肺アスペルギルス症を疑い追加検査を行った。血清総IgE値 5,738 IU/mlと高値，*Aspergillus fumigatus*に対する特異的抗体は

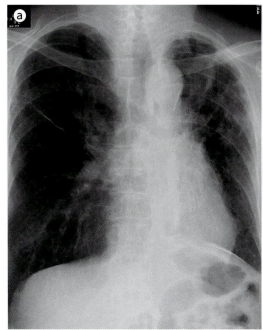
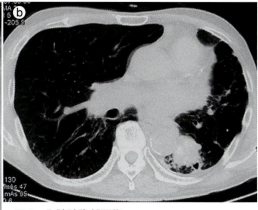

図1　入院時胸部画像

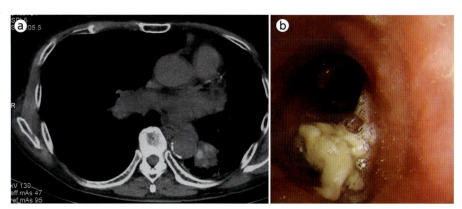

図2　胸部CT（縦隔条件）および気管支鏡所見（左下葉枝入口部）

score 4 を示した．Aspergillus fumigatus に対する沈降抗体検査は陽性であった．ラテックス凝集法による血中アスペルギルス抗原は陰性であった．アスペルギルス抗原の皮内反応は即時型皮膚反応，Arthus 反応ともに陽性であった．これらの結果を総合し，今回の病態はアレルギー性気管支肺アスペルギルス症（ABPA*）によるものが原因と考えられた．

　治療はプレドニゾロンの全身投与を行った．0.5 mg/kg から開始し，4 カ月間で漸減終了としたところ，治療開始数日後には咳嗽は消失した．また血清総 IgE，末梢血好酸球数，CEA も治療に伴い低下，プレドニゾロン投与終了後も IgE 219 IU/ml，好酸球数 280/μl（4％），CEA 2.1 ng/ml と低値を保っていた．プレドニゾロン投与開始 3 カ月の胸部 CT 画像では，入院時に認められていた左下葉の腫瘤影は消失し，球状の気管支拡張像が認められた（図3）．

* ABPA：allergic bronchopulmonary aspergillosis（アレルギー性気管支肺アスペルギルス症）

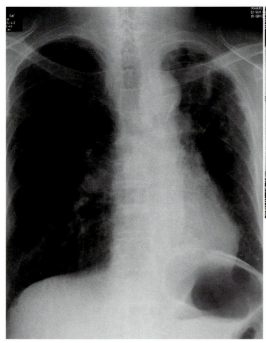
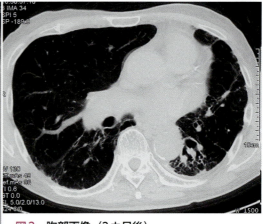

図3　胸部画像（3カ月後）

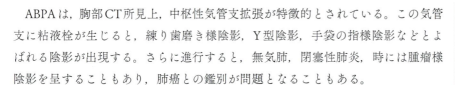

腫瘤影，肺癌で説明できない所見は
ささやかでも鑑別を！

疾患の解説

　ABPAは，胸部CT所見上，中枢性気管支拡張が特徴的とされている。この気管支に粘液栓が生じると，練り歯磨き様陰影，Y型陰影，手袋の指様陰影などとよばれる陰影が出現する。さらに進行すると，無気肺，閉塞性肺炎，時には腫瘤様陰影を呈することもあり，肺癌との鑑別が問題となることもある。

　今回われわれが経験した症例は，入院当初はその胸部CT画像での腫瘤影やCEA高値であったことから，肺癌などの肺腫瘤も鑑別に入れられていた。気管支鏡検査で気管支内腔に多量の黄色粘液栓を認めたことから，ABPAを強く疑い診断を進めた。

　ABPAの診断基準としては，1977年にRosenbergらが喘息症状を一次基準に定めた診断基準を提唱しているが[1]，近年では主要所見であるはずの喘息症状を伴わないABPAが報告されている[2]〜[4]。またのちになって喘息を発症する例もあり，特に初期の症例においては喘息症状は必ずしも必須ではないとされている[5]〜[7]。

ABPAの画像所見は，典型的にはいわゆる"中枢性気管支拡張"であるが[1]，Agarwalらの報告によると，確かに最も頻度が高いのは気管支拡張像であるが，正常である例やfibrosisを伴うものもあると報告している．本症例のように腫瘤影を示すものも，4.8％と頻度は低いが認められている[8]．その場合，腫瘤内の濃度が不均一であるとの報告もある．

　肺癌の腫瘍マーカーの一つであるCEAが軽度高値であったことも，初期診断を複雑にした．気管支喘息患者において粘液栓を呈する場合，CEAが血清中およびBALF中で高値になると報告されている[9]．詳細な機序は不明であるが，好酸球を中心とした気管支喘息の炎症による気道上皮細胞の活性化と傷害，粘液栓によるクリアランスの低下などが原因と考えられている．

　本症例のように肺癌との鑑別を要したABPAの報告を振り返ると，CEA高値の症例やPETで異常集積を認めた症例も報告されている[10]．ABPAの診断確定には気管支鏡検査や中には葉切除を要した報告もある．年齢も多くは50歳以上であり，初期診断を困難にしたと思われる．CEA高値を伴う腫瘤影の鑑別診断としてABPAも考慮する必要がある．

主治医のつぶやき

　本症例は咳嗽・喀痰を主訴に受診し，胸部CTで腫瘤影が指摘された．既往歴では明らかな喘息やアレルギーは否定的であり，第一に肺癌を疑い，ABPAは積極的には疑わなかった．実際，肺癌との鑑別が困難であったABPAは少数であることが報告されている．その中にはPETで異常集積を認めたものや，葉切除後にABPAと診断されたものもある．

　本症例では，幸いなことに，末梢血好酸球数の増多がみられたことからABPAも疑い始め，気管支鏡所見で確定的な所見が得られた．前掲のPETで異常集積を認めた症例も，末梢血好酸球数の増多がみられたことからABPAを疑い追加検査を行い，血清アスペルギルス抗体陽性，喀痰培養で*Aspergillus fumigatus*を検出し，確定診断に結びつけることができ，外科的切除を避けることができた．当然のことであるが，本症例の好酸球増多のように，肺癌を疑ったときに一元的に説明できない所見を認めた場合，ピットフォールに陥らないよう肺癌以外の可能性も丹念に検討することが必要であることを教えられた症例である．

【文　献】

1) Rosenberg M, Patterson R, Mintzer R, et al. Clinical and immunologic criteria for the diagnosis of allergic bronchopulmonary aspergillosis. Ann Intern Med 1977; 86: 405-14.
2) Glancy JJ, Elder JL, McAleer R. Allergic bronchopulmonary fungal disease without clinical asthma. Thorax 1981; 36: 345-9.
3) 恐田尚幸, 小林英夫, 長尾　華, ほか. 一区域に限局し喘息症状を認めないアレルギー性気管支肺アスペルギルス症の1例. 日呼吸会誌 2007；45：898-902.

4) Berkin KE, Vernon DR, Kerr JW. Lung collapse caused by allergic bronchopulmonary aspergillosis in non-asthmatic patients. Br Med J (Clin Res Ed) 1982; 285: 552-3.
5) Greenberger PA, Patterson R. Allergic bronchopulmonary aspergillosis and the elvaluation of the patient with asthma. J Allergy Clin Immunol 1998; 81: 646-50.
6) Hoshino H, Tagaki S, Kon H, et al. Allergic bronchopulmonary aspergillosis due to *Aspergillus niger* without bronchial asthma. Respiration 1999; 66: 369-72.
7) 松瀬厚人, 渡辺　尚, 藤原千鶴, ほか. 当院で経験したアレルギー性気管支アスペルギルス症6例の臨床的検討. 日胸疾会誌 1994；32：836-42.
8) Agarwal R, Gupta D, Aggarwal AN, et al. Allergic bronchopulmonary aspergillosis: lessons from 126 patients attending a chest clinic in north India. Chest 2006; 130: 442-8.
9) 前田由起子, 檜澤伸之, 福居嘉信, ほか. 粘液塞栓を伴う気管支喘息における血清および気管支肺胞洗浄液中CEA濃度. 日呼吸会誌 2004；42：988-93.
10) 中島宏和, 澤口博千代, 星　晋, ほか. 18F-fluorodeoxyglucose-positron emission tomographyにて強い集積を認めたアレルギー性気管支肺アスペルギルス症の一例. アレルギー 2009；58：1426-32.

▼症状（発熱，呼吸困難），画像パターン（びまん性粒状影）

CASE 37 両肺にびまん性粒状影を認め，特異なmosaic perfusion patternを呈した慢性肺血栓塞栓症合併粟粒結核の症例

谷田貝　洋平

症例

患　者：61歳，女性。
主　訴：発熱，労作時呼吸困難（MRC息切れスケール Grade 3）。
既往歴：高血圧症。
家族歴：特記事項なし。
生活歴：喫煙なし。
現病歴：X年10月頃より労作時の呼吸困難を自覚した。徐々に症状は増悪したが，様子をみていた。X＋1年6月中旬より発熱あり，近医受診し胸部X線写真でびまん性の小粒状影を認めた。粟粒結核が疑われ，同日当院紹介となった。
入院時現症：意識清明，身長146 cm，体重40 kg，体温37.8℃，血圧116/72 mmHg，心拍数86回/分・整，Sp_{O_2} 93％（酸素3 l, nasal），貧血，黄疸なし，前胸部に径20 mmの腫瘤あり，発赤なし，疼痛なし。その他表在リンパ節は触知せず。聴診上呼吸音清，心雑音なし，腹部平坦軟。両下腿に浮腫なし。
入院時検査所見：総蛋白6.2 g/dl，アルブミン2.5 g/dlと低下，AST 95 IU/l，ALT 57 IU/l，乳酸脱水素酵素（LDH）518 IU/lと上昇，血清検査ではCRP 12.07 mg/dlと上昇，IgG，IgA，IgMは正常範囲内であった。凝固系検査では活性化部分トロンボプラスチン時間41.4秒，プロトロンビン時間12.2秒と軽度延長，Dダイマー2.14 μg/mlと軽度増加し，二次線溶系の亢進を認めた。白血球数6,200個/μlと正常範囲で，リンパ球分画17％（リンパ球数1,054個/μl）と低下していた。ヘモグロビン11.2 g/dl，ヘマトクリット34.4％，赤血球数4.58×10^{6}個/μlと小球性正色素性貧血を認めた。血小板数237×10^{3}個/μgであった。動脈血ガスは酸素（3 l/分，鼻カニューレ）吸入下でpH 7.46，Pa_{O_2} 76.7 Torr，Pa_{CO_2} 40.4 Torrであった。
胸部正面X線写真（図1）：肺容量は正常。両側肺にびまん性に粒状影を認めた。両側とも肋骨横隔膜角の鈍化はなく，心陰影や肺動脈の拡大は認めなかった。
入院後経過：臨床経過と胸部X線写真所見から粟粒結核を疑い，細菌学的検査を施行した。喀痰より抗酸菌塗抹陽性・結核菌PCR陽性であった。また，前胸部腫瘤の穿刺液からは抗酸菌塗抹陽性・結核菌PCR陽性であったが，培養結果は陰性であった。胸部HRCTを施行したところ，肺野条件では両側に散在性に低吸収域

と高吸収域のmosaic perfusion patternを示していた。高吸収域では粟粒影が多く認められ，対照的に低吸収域では明らかな粟粒影は認められなかった（図2）。このことから，血栓塞栓症の存在を疑い，造影CTを行ったところ，肺動脈相で内部が造影されない脈管を多数認めた。両側膝窩静脈も造影欠損を認めた。前胸部に胸骨の破壊を伴う軟部腫瘤を認めた（図3）。

以上より，本症例を慢性肺血栓塞栓症合併の血行播種性結核と診断し，抗結核薬と抗凝固療法を開始した。開始後2週間でSp$_{O_2}$ 96％（室内気）に改善した。3カ月後の胸部HRCTでは，mosaic perfusion patternは認められなくなっていた（図4）。

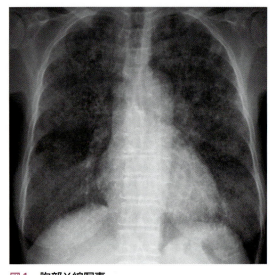

図1　胸部X線写真

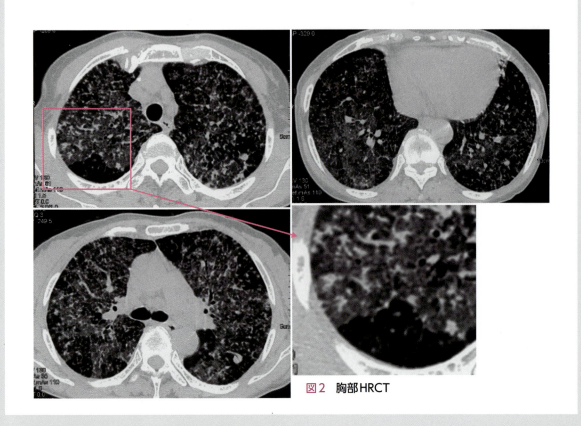

図2　胸部HRCT

SLOGAN

メインの陰影にばかり目を奪われるな！

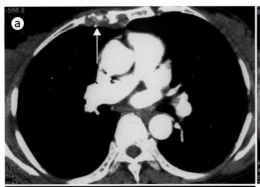
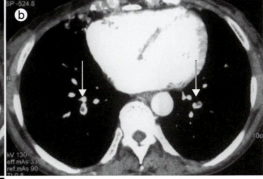
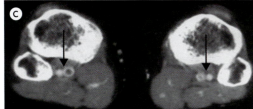

図3　胸部造影CT

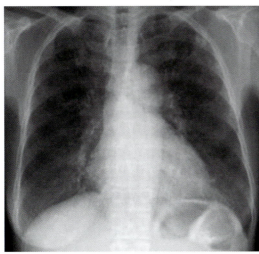
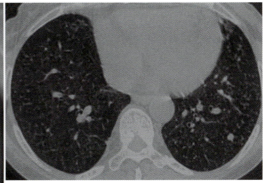

図4　胸部画像（3カ月後）

疾患の解説

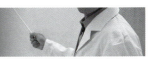

　今回われわれは，胸部HRCTで肺野のmosaic perfusion patternを認めたことから肺血栓塞栓症を疑い，診断に至った肺血栓塞栓症合併粟粒結核の1例を経験した。
　mosaic perfusion patternとは不均一な血流によって起こる胸部CT上の不均一な肺濃度の低下を意味している[1]。Martinらの慢性肺血栓塞栓症患者での検討で，CT肺野条件で低吸収域は血流シンチグラムでの血流低下部位に一致し，高吸収域は血流増加部位に一致したと報告された[2]。さらにKingらは^{99m}Tc-MAA SPECTを用いてより詳細な分析を行い，CT上の低吸収域が血流低下部位を示し，高吸収域が血流増加部位を示すことを証明した[3]。また，Schwickertらは，慢性肺

血栓塞栓症患者75人のうち58人（77.3％）に，典型的なmosaic perfusion patternを認めたと報告した[4]。さらにBerginらは，慢性肺血栓塞栓症やその他の原因による肺高血圧症患者とその他のさまざまな肺疾患患者を対象とした研究を行い，慢性肺血栓塞栓症患者の全例においてHRCTでmosaic perfusion patternが認められたと報告した。また，慢性肺血栓塞栓症患者では肺の領域によって血管径にかなりのばらつきが認められ，mosaic perfusion patternと血管径のばらつきを組み合わせると，慢性肺血栓塞栓症の診断にHRCTは感度94～100％，特異度96～98％であった[5]。

肺結核と深部静脈血栓症（DVT[*1]），肺血栓塞栓症（PTE[*2]）などの血栓塞栓症の合併はしばしば報告され[6)7)]，頻度は0.6％～3.4％とされている[8)9)]。発症時期は結核の治療開始初期が多く，2週間以内の発症が多いが[9)]，本例は入院時にDVT，PTEの診断に至った。DVT，PTEの危険因子の一つとして急性感染症[10)]や呼吸器感染症[11)]が挙げられている。感染症による局所への浸潤，静脈の圧排，凝固亢進状態が血栓塞栓症の危険因子とされている[12)]。Robsonらは結核患者における急性期反応や凝固亢進状態について報告している。つまり，線維素溶解能の低下を伴った血漿フィブリノゲンの上昇にATⅢの減少と反応性の血小板増加が加わった状態が，肺結核患者でのDVTの発症を促すとしている[6)]。Turkenらは，ATⅢの低下，血漿フィブリノゲンの上昇に加え，protein Cの低下，血小板凝集能の亢進が肺結核での凝固亢進状態を誘導していると報告している[7)]。さらに結核患者では全身状態の悪化に伴い，脱水や長期臥床などの危険因子なども加わる。

本症例は，慢性肺血栓塞栓症に粟粒結核が合併した症例である。喀痰と数年前より自覚していた前胸部軟部腫瘤の双方とも結核菌PCRが陽性であった。また重症感染症以外の明らかな血栓塞栓症に危険因子を伴っていなかった[13)]。以上より，胸囲結核がなんらかの理由で活性化し，血行播種したものと考えられる。その際，前述のような機序でDVT，PTEが形成されたと思われる。

本症例では，胸部HRCT上，低吸収域には粟粒影が少なく，高吸収域に粟粒影が多く認められた。低吸収域は乏血性のため結核菌の散布は少量で，一方，高吸収域は多血性のため結核菌の散布が多量となると考えられる。

粟粒結核における粟粒影の分布は，血流豊富な部位に優位となるとされている。つまり，多血性の領域である高吸収域は結核菌の散布が多量で，乏血性である低吸収域は結核菌の散布は少量であるとされているが，検索し得たかぎりで画像的に実証した報告はない。

本症例では，乏血性と考えられる低吸収域には明らかな粟粒影がなく，多血性と考えられる高吸収域には粟粒影が多く認められた。結核菌が血行性に播種するメカニズムを考えるうえで興味深い所見と思われた。

[*1] DVT：deep vein thrombosis（深部静脈血栓症）
[*2] PTE：pulmonary thromboembolism（肺血栓塞栓症）

主治医のつぶやき

本症例では，血行播種性結核（あるいは粟粒結核）の診断は困難ではなかった。

典型的な臨床経過と胸部X線写真の所見であったと思われる。その中で粟粒結核だけでは説明できない胸部HRCTでのmosaic perfusion patternを認めたことが，慢性肺血栓塞栓症を診断する契機となった。粟粒結核のみを念頭に置いてCTを見てしまうと，見落としてしまいがちな所見に大切なメッセージが込められていた。また，この所見と小粒状影の分布をあわせて考えると，肺血流低下領域と考えられる低吸収域には明らかな粟粒影がなく，肺血流増加部位と考えられる高吸収域に明らかな粟粒影が認められ，結核菌が血行性に播種するメカニズムを考えるうえで興味深い所見と思われた。

　本症例は，数年前からあったと思われる肺外結核（胸囲結核）が転移源となって肺内播種した，晩期蔓延型と考えられる。もともと高血圧症で近医通院中であった。仮定の話ではあるが，もし粟粒結核発症前に前胸部腫瘤を精査していたら，発症を防ぐことができたかもしれない。変化の乏しい些細な身体所見であっても，見逃さないことが重要と思い知らされた症例であった。

【文　献】

1) Hansell DM. Small-vessel diseases of the lung: CT-pathologic correlates. Radiology 2002; 225: 639-53.
2) Martin KW, Sagel SS, Siegel BA. Mosaic oligemia simulating pulmonary infiltrates on CT. AJR Am J Roentogenol 1986; 147: 670-3.
3) King MA, Bergin CJ, Yeung DW, et al. Chronic pulmonary thromboembolism: detection of regional hypoperfusion with CT. Radiology 1994; 191: 359-63.
4) Schwickert, Schweden F, Schild HH, et al. Pulmonary arteries and lung parenchyma in chronic pulmonary embolism: preoperative and postoperative CT findings. Radiology 1994; 191: 351-7.
5) Bergin CJ, Rios G, King MA, et al. Accuracy of high-resolution CT in identifying chronic pulmonary thromboembolic disease. AJR Am J Roentgenol 1996; 166: 1371-7.
6) Robson SC, White NW, Aronson I, et al. Acute-phase response and the hypercoagulable state in pulmonary tuberculosis. Br J Hematol 1996; 93: 943-9.
7) Turken O, Kunter E, Sezer M, et al. Hemostatic changes in active pulmonary tuberculosis. Int J Tuberc Lung Dis 2002; 6: 927-32.
8) Ambrosetti M, Ferrarese M, Codecasa LR, et al. Incidence of venous thromboembolism in tuberculosis patients. Respiration 2006; 73: 396-7.
9) White NW. Venous thrombosis and rifampicin. Lancet 1989; 19: 434-5.
10) Smeeth L, Cook C, Thomas S, et al. Risk of deep vein thrombosis and pulmonary embolism after acute infection in a community setting. Lancet 2006; 367: 1075-9.
11) Clayton TC, Gaskin M, Meade TW. Recent respiratory infection and risk of venous thromboembolism: case-control study through a general practice database. Int J Epidemiol 2011; 40: 819-27.
12) Goncalves IM, Alves DC, Carvalho A, et al. Tuberculosis and Venous Thromboembolism: a case series. Cases 2009; 2: 9333.
13) 肺血栓塞栓症および深部静脈血栓症の診断，治療，予防に関するガイドライン（2009年改訂版）．循環器病の診断と治療に関するガイドライン（2008年度合同研究班報告）．

▼症状(発熱), 画像パターン(空洞性陰影, 浸潤影)

CASE 38 慢性壊死性肺アスペルギルス症(CNPA)にアレルギー性気管支肺アスペルギルス症(ABPA)の合併が疑われた症例

谷田貝 洋平

症例

患　者：57歳, 男性。
主　訴：発熱・全身倦怠感。
家族歴：特記事項なし。
既往歴：特記事項なし。
アレルギー：本人否定。
生活歴：喫煙20本/日×40年, 現喫煙者。
現病歴：X年8月頃より感冒症状あり。その後も発熱・全身倦怠感が持続するため近医を受診した。胸部X線写真検査で左中肺野に浸潤影を認めたため, 肺炎と診断され抗菌薬(LVFX 300 mg)投与となった。発熱は改善したが, 左中肺野の浸潤影が残存し血液検査で好酸球増多を認めたため, 精査加療目的に当院紹介となった。

主な入院時現症：体温36.6℃, 血圧122/76 mmHg, 脈拍72回/分(整), 呼吸回数15回/分, Sp_{O_2} 98%(室内気)。意識清明。貧血・黄疸なし, 咽頭発赤なし, 表在リンパ節触知せず, 心音整, I・II音正常, 心音・呼吸音異常なし。腹部平坦・軟, 蠕動音正常, 肝脾腫なし, 下腿浮腫なし。

入院時検査所見：末梢血白血球数8,800/μl, 好酸球数968/μlと増加を認めていた。肝機能, 腎機能, 凝固系に異常は認められなかった。血清総IgE値10,300 IU/mlと著明高値, *Aspergillus fumigatus* に対する特異的抗体はscore 3を示した。ラテックス凝集法による血中アスペルギルス抗原は陰性であった。アスペルギルス抗原の皮内反応は即時型皮膚反応, Arthus反応ともに陽性であった。*Aspergillus fumigatus* に対する沈降抗体検査は測定を行っていない。

入院時画像所見：胸部X線写真検査では肺過膨張, 左中肺野縦隔側に液面形成を伴う空洞を認める。左下肺野の透過性亢進を認める(図1)。胸部CTでは, 上葉優位に多数の囊胞形成を認める。左舌区の囊胞は内部に液面形成を伴い, 囊胞壁の肥厚と周囲の浸潤影を伴う(図2)。

入院後経過：入院後気管支鏡検査を施行した。左B^5より茶褐色の栓子を吸引した。その他, 可視範囲内で明らかな異常所見は認めなかった。左B^4で気管支洗浄

*1 CNPA：chronic necrotizing pulmonary aspergillosis(慢性壊死性肺アスペルギルス症)

を施行したが，細胞数少数のため細胞分画計測できなかった．また，細菌・抗酸菌・真菌検査はすべて塗抹・培養とも陰性，細胞診も陰性であった．肺に囊胞が多発していること，発熱を伴い，胸部X線写真では鏡面形成を認め，アスペルギルス抗体が陽性であり，抗菌薬に不応であったことなどから，慢性壊死性肺アスペルギルス症（CNPA[*1]）と診断した．

抗真菌薬（ボリコナゾール）のみで治療を開始したところ，胸部X線写真では徐々に陰影は縮小した（図3）．好酸球数は正常値まで減少，血清総IgE値は異常高値のままであったが，初診時 10,300 IU/ml から治療開始3カ月で5,410 IU/ml に減少した．

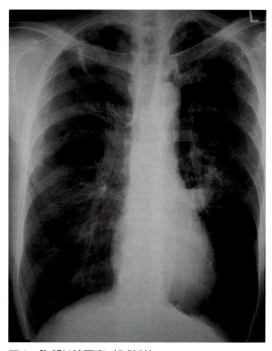

図1　胸部X線写真（入院時）

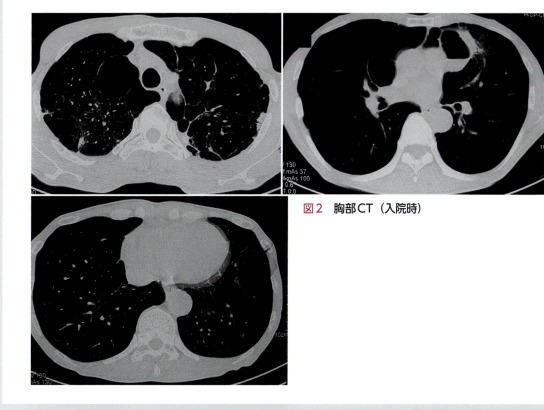

図2　胸部CT（入院時）

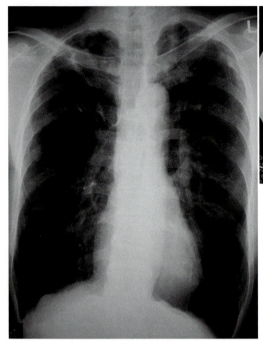
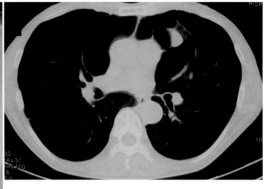

図3 胸部画像（治療開始3カ月後）

SLOGAN

ガイドラインの表面だけを見るな。
根底にある病態を理解せよ！

疾患の解説

　宿主免疫の状態に応じて，アスペルギルスなどの深在性真菌症の病型は異なってくる。侵襲性肺アスペルギルス症，CNPA，肺アスペルギローマ，アレルギー性気管支肺アスペルギルス症（ABPA*2）がある。侵襲性肺アスペルギルス症は血液内科領域や臓器移植領域，あるいはHIV感染を基礎にもつなど宿主免疫が極度に低下した場合に発症する。呼吸器内科領域では宿主の免疫状態は相対的に保たれており，主にCNPA，肺アスペルギローマ，ABPAが認められる。これらの病型は宿主の免疫状態によるため，状態の変化に応じて病型が移行することが報告されている[1]。このようにアスペルギルスにより引き起こされる病態は多彩であり，肺アスペルギローマとABPAの合併例もわずかではあるが報告されている[2]。
　本症例は，下気道検体も含めてアスペルギルスの菌体を証明することはできなかったが，深在性真菌症のガイドライン作成委員会による当時のガイドラインであった『深在性真菌症の診断・治療のガイドライン2007』のCNPA診断基準（臨床診断例）を満たしていた[3]。また，小児喘息も含め既往歴にアレルギー疾患は

*2 ABPA：allergic bronchopulmonary aspergillosis（アレルギー性気管支肺アスペルギルス症）

表 アレルギー性気管支肺アスペルギルス症（ABPA）の診断基準

一次基準
1. 喘息
2. 末梢血好酸球の増多
3. アスペルギルス抗原に対する即時型皮膚反応陽性
4. アスペルギルス抗原に対する沈降抗体陽性
5. 血清総IgE高値
6. 肺浸潤影の既往
7. 中枢性気管支拡張症

二次基準
1. 繰り返し喀痰から喀痰中にアスペルギルス菌糸が検出
2. 茶褐色の粘液栓子を喀出した既往歴
3. アスペルギルス抗原に対するArthus型（遅発型）皮膚反応陽性

確実：一次基準7項目すべてを満たすもの
ほぼ確実：一次基準の6項目を満たすもの、二次基準を満たせば確実性が増す

（文献4）より改変引用）

なく，肺機能検査所見や家族歴からも喘息の存在を示唆するものはなかった。また，RosenbergらのABPAの診断基準に照らし合わせると，一次基準のうち喘息，中枢性気管支拡張を満たしていなかった[4]（表）。しかし，このRosenbergによる診断基準は30年以上前に定められたものであり，この診断基準をもとにしてその後新たな診断基準が提唱されている。Rosenbergの診断基準では，喘息や中枢性気管支拡張の存在が前提とされている。しかし，近年までに喘息症状のないABPAの報告が散見されている[5)~7)]。中でもGlancyらの報告では，42例のABPAを検討したところ1/4にあたる11例で喘息症状をもたなかったと報告されている[8]。同様に，中枢性気管支拡張の扱いにも異論が唱えられてきている。Pattersonらにより提唱された診断基準では，中枢性気管支拡張は進行したABPAにおいて認められる病態とされ，中枢性気管支拡張を伴うABPA-CB（central bronchiectasis）と中枢性気管支拡張を伴わないABPA-S（seropositive）への分類が提唱されている[9]。

従来よりアスペルギルスは深在性真菌症の原因菌あるいは気管支喘息のアレルゲンとして認知されている。しかし近年，アレルギーが病態の中心であるABPAの感染症的な側面や感染症がその本態であるCNPAでの菌体に対するアレルギー反応が注目されている。肺アスペルギローマの56％，CNPAの39％で血清総IgE値が300 IU/ml以上であり，アスペルギルス特異的IgEはアスペルギローマで44％，CNPAで39％がclass 2以上であったとされ，これらの病態においてもI型アレルギーが関与していることを示唆している[10]。

現在のエビデンスでは，ABPAにおいては急性の病態では全身性のステロイド投与（プレドニゾロン0.5～1.0 mg/kg）が推奨され，急性期以外の寛解状態や終末期では全身性ステロイドは不要とされている。本症例はCNPAとABPAの合併例と考えられたが，喘息病態や中枢性気管支拡張を欠くことからABPAの要素は軽度あるいは初期と考えた。そのため抗真菌療法のみ行い，ステロイドなどの抗アレルギー療法を行わなかった。注目すべきは，治療経過とともに画像所見が改善

し，血清IgE値や好酸球数が低下した点である．抗真菌療法により真菌の増殖が抑制され，体内の菌体成分がドレナージされることによりアレルギー反応が軽減したと考えられた．

主治医のつぶやき

　アスペルギルスなどの深在性真菌は，宿主の免疫状態などに応じて病態が異なってくる．本症例は，その感染症的側面とアレルギー反応を併せもった複雑な病態を呈していたと考えられる．そのことが診断を困難にした．

　本症例を経験して得られた中で最も大きかったものは，診断基準が発するメッセージについて考えさせられたことである．第一に，診断技術の進歩や疾患概念の変化とともに，診断基準も変更することである．ABPAにおいては，いまだに30年以上前のRosenbergらの診断基準も用いられることもあり，その後に提唱される診断基準を読み解くことで疾患概念の変遷を学ぶことができた．ごく一部であるが，現代医学がどのように進歩し成り立ってきたかを感じることができた．第二に，診断基準の扱い方である．Rosenbergらの診断基準は，わずか20名の疑い症例の検討をもとに作成されている．同様に慢性肺アスペルギルス症の分類として用いられているDenningら分類も，わずか18名の患者を基に作成されたものである[11]．

　このように検討症例が少数であるため，診断基準を満たさない症例も当然出てくることが考えられる．マニュアルとして診断基準を扱うのではなく，診断基準に挙げられている項目の基礎に，どのような病態があるか（場合によっては分子病態にまで）思いをはせることが重要であるように思われる．特にわれわれ臨床研修必修化以降の世代は，周囲に"研修マニュアル本"がある環境で修練してきた者も多く，現象の表面だけしか見ない傾向があるかもしれない．「喘息だから吸入ステロイドを使う」ではなく，「好酸球性炎症に対して吸入ステロイドを使う」といった診療態度が重要であることを再認識することができた．

【文　献】

1) Soubani AO, Chandrasekar PH. The clinical spectrum of pulmonary aspergillosis. Chest. 2002; 121: 1988-99.
2) Buckingham SJ, Hansell DM. Aspergillus in the lung: diverse and coincident forms. Eur Radiol 2003; 13: 1786-800.
3) 深在性真菌症のガイドライン作成委員会，編．深在性真菌症の診断・治療のガイドライン2007．東京：協和企画，2007．
4) Rosenberg M, Patterson R, Mintzer R, et al. Clinical and immunologic criteria for the diagnosis of allergic bronchopulmonary aspergillosis. Ann Intern Med 1977; 86: 405-14.
5) Sánchez-Alarcos JM, Martínez-Cruz R, Ortega L, et al. ABPA mimicking bronchogenic cancer. Allergy 2001; 56: 80-1.
6) 北　英夫，小林良樹，山下健三，ほか．気管支粘膜生検所見を検討した喘息症状を伴わないアレルギー性気管支肺アスペルギルス症の1例．日呼吸会誌．2003；41：411-5．
7) 宇治正人，洲鎌芳美，西田恵子，ほか．イトラコナゾール再投与が有効だった再燃アレルギー性気管

支肺アスペルギルス症の1例. 日呼吸会誌 2005；43：412-6.
8) Glancy JJ, Elder JL, McAleer R. Allergic bronchopulmonary fungal disease without clinical asthma. Thorax 1981; 36: 345-9.
9) Greenberger PA, Patterson R. Allergic bronchopulmonary aspergillosis and the evaluation of the patient with asthma. J Allergy Clin Immunol 1988; 81: 646-50.
10) 古橋一樹, 池田政輝, 穂積宏尚, ほか. 肺アスペルギルス症におけるⅠ型アレルギーの意義. アレルギーの臨 2008；377：784-9.
11) Denning DW, Riniotis K, Dobrashian R, et al. Chronic cavitary and fibrosing pulmonary and pleural aspergillosis: case series, proposed nomenclature change, and review. Clin Infect Dis 2003; 37: S265-80.

▼症状（呼吸困難），画像パターン（大量胸水）

CASE 39 肝硬変患者の右大量胸水をインジゴカルミン腹腔内投与で肝性胸水と診断した症例

角田　義弥

症例

患　者：65歳，女性。
主　訴：発熱，呼吸困難。
家族歴：特記事項なし。
既往歴：慢性C型肝炎。
生活歴：喫煙20本/日×25年，20年前に禁煙。機会飲酒。
現病歴：C型肝炎，肝硬変，糖尿病で前医通院中であった。X年10月感冒症状を主訴に同院受診。その際に右大量胸水を認め，精査のため同院入院となった。

　胸腔ドレーンからは連日大量（2～3l/day）の黄色透明の胸水が引けていたとのことであった。また，入院時の血液所見では炎症反応の上昇はなく，腹水所見では漏出性で感染兆候はみられなかったとのことであった。第4病日から発熱，呼吸困難を認め，急速に全身状態が悪化したため11月上旬当院緊急転院となった。精査の結果，右急性膿胸，DIC，ARDSと診断した。胸水の培養からMSSAが検出された。胸腔ドレーンによる排膿と広域抗菌薬で状態は改善した。胸腔ドレーンからの排液は膿性ではあるが100ml/day程度まで減少した。しかしその後肝硬変に伴う下血がコントロール困難となった。近医総合病院に転院し，急性膿胸の治療も同院で行った。下血は門脈圧亢進に伴う内痔核からの出血であり，止血処置を行われ下血コントロール後，再度当院へ転院となった。その頃から右胸腔ドレーンから大量（2l/day程度）の淡黄色の胸水が排出されるようになったとのことであった。

入院時現症：BP 159/81 mmHg，HR 71 bpm，BT 37.5℃，SpO_2 99 %（O_2 nasal 1 l）。全身浮腫様。眼瞼結膜に貧血あり，眼球結膜に黄疸なし。右肺呼吸音減弱（明らかなラ音なし）。右胸腔ドレーン挿入中，その1肋間尾側に前医でのドレーン挿入痕あり（創は化膿）。腹部膨満，軟，自発痛，圧痛なし。その他明らかな異常所見なし。

入院時検査所見：Hb 8.8 g/dlと低下を認めるが内痔核からの出血と考えた。肝酵素の上昇はないが，C型肝硬変によりPT 13.5秒（PT-INR 1.41），Alb 2.4 g/dl，ChE 44 IU/l，HDL-C 13 mg/dl，LDL-C 66 mg/dlと肝機能低下を認めた。炎症反応はCRP

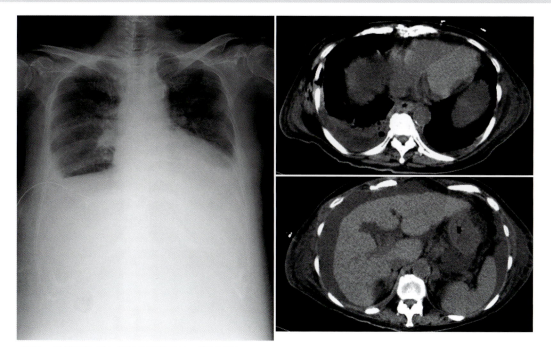

図1　胸腹部画像（単純X線写真、単純CT）

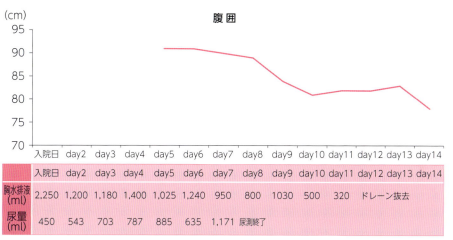

図2　胸腔ドレーンからの廃液、尿量と腹囲

1.38 mg/dl と軽度の上昇がみられた。

入院時画像所見（図1）：単純写真は臥位。右胸腔ドレーンが挿入されている。大量腹水の影響もあるのか両肺の含気は低下し透過性が低下している。腹部では腸腰筋の陰影がシルエットアウトしている。CT所見では右肺底部の臓側胸膜が肥厚もしくは無気肺を呈しており、胸水貯留を認める。腹部では肝表面がいびつであり、多量の腹水を認める。

入院後経過：膿胸に関しては転院時明らかな菌体は検出されず、L/Dの結果と合わせ、抗菌薬治療により軽快したと考えた。塩分水分制限、利尿薬投与にもかかわらず、胸水の排液量は変わらなかったが、代わりに著明な腹囲の減少が観察された（図2）。腹水が胸腔ドレーンから排液されている可能性を考え、腹腔内にイ

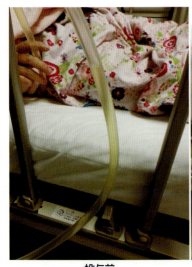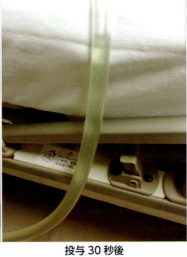

	胸水	腹水
TP （g/dl）	1	0.6
Alb （g/dl）	0.4	0.2
LDH （U/l）	129	29
Na （mEq/l）	139	140
K （mEq/l）	4.3	4.4
Cl （mEq/l）	110	112
細胞数（×10⁴/ml）	70	10
リンパ球 （%）	7	25
好中球 （%）	78	5
単球 （%）	0	0
好酸球 （%）	1	0
組織球 （%）	14	68
中皮細胞 （%）	0	2

投与前　　　投与30秒後

図3 腹腔内インジゴカルミン投与前後

ンジゴカルミンを散布し患者に深呼吸を促したところ，胸水の青色化を確認し（図3），肝性胸水と診断した．同時期に採取した胸水と腹水の所見は細胞成分に違いを認めたが，胸水に感染後の影響があったためと考えた．その後の水分，塩分コントロールで腹水の改善とともに胸水の改善もみられた．胸水の排液量が低下したためドレーンは14日目に抜去した．その後胸水の増加はなく，退院となった．

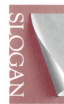

胸水の原因診断には詳細な全身診察を！

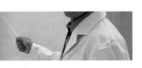

疾患の解説

　肝性胸水は肝硬変患者にみられる病態である．原因としては腹水が横隔膜にある孔を通って胸腔内に移動することとされている．Liebermanらは腹腔内に空気を入れることでそれを証明したが，本症例では胸腔ドレーンが挿入されていたために空気を注入では診断できず，インジゴカルミンを腹腔内に注入し胸水の青色化を確認することで診断に至った．その他に99mテクネシウム[1]ないし腹腔内にインドシアニングリーンを散布して証明する方法も報告されている．

　肝性胸水は腹水が存在する場合に併存することが多いが，胸腔内は陰圧であるため腹水が胸腔内に移行し，見かけ上胸水のみ認めることも起こり得る[2]．

　過去の報告では肝硬変で腹水のある症例330例中の18例で胸水例があると報

告されている[3]。また通常は右側に貯留（67％）し，左側（16％），両側（16％）にもみられるとしている[3][4]。治療に関しては利尿薬，減塩食による腹水の治療である。本症例も同治療により速やかに胸腹水は改善した。本来であれば持続的な胸腔ドレナージは不要であるが，本症例では細菌性胸膜炎を併発していたため，胸腔ドレナージを感染がコントロールできるまで必要な期間行った。上記治療でコントロールできない場合は経頸静脈的肝内門脈大循環シャント術がある[2]。

主治医のつぶやき

　肝性胸水は非代償期肝硬変患者にみられる腹水が横隔膜の孔を介して胸腔内に移行してみられることが主な原因である。本症例はそれをインジゴカルミンを腹腔内に投与することで証明した。本症例で興味深い点は2点ある。一つは経過中急性の細菌性胸膜炎を合併した際は胸水の排液がほとんどみられなくなった点，二つ目は大量胸水の排液とともに腹囲の急速な減少がみられたことである。

　当院に第1回入院時は細菌性胸膜炎が主たる問題となっていた。急性胸膜炎として治療した際に徐々に胸水の排液が減少しており，通常の胸膜炎の経過と同等であった。そのため前医でみられていた肝性胸水の所見は気づかなかった。おそらくは本症例の右横隔膜の孔は小さく，急性の胸膜炎に伴うフィブリンで横隔膜の孔が閉鎖され，急性膿胸の治療が終了しコントロールされた第2回入院時に孔の閉鎖が開通し大量の腹水が胸腔内に出現したと考えた。

　本症例は第2回入院時，胸膜炎としては説明困難な大量の胸水がみられた。高度の腹水も認めたため，胸水は滲出性（細菌性胸膜炎後のため）であったが，血漿膠質浸透圧低下もしくはうっ血による可能性が高いと判断し，利尿薬，減塩管理を厳格に行った。しかし図2のとおり胸水は連日1,000〜1,400ml程度排液されており，胸水単独でみた場合に血漿膠質浸透圧低下もしくはうっ血による経過としては矛盾するものと考えた。診察の際に明らかに腹囲の減少がみられたため，胸水の原因は肝性胸水によるものを疑うきっかけとなり，今回の診断に至った。

　胸水貯留の原因として非代償期の肝硬変による肝性胸水を鑑別に考えるとともに上記のような点を考慮し今後の臨床に生かしたいと思う。

【文　献】

1) 城　祐輔, 稲垣恭孝, 宮尾直樹, ほか. 99mTc-MAAにより胸水が腹水からの移行であることを証明し, 胸腔腹腔シャントが著効した難治性肝性胸水の1症例. 肝胆膵 2007；54：157-61.
2) 大島正寛, 斉藤　裕, 矢鋪憲功, ほか. 肝性胸水に対する胸腔-静脈シャントの使用経験. 日胸2010；69：459-64.
3) Lieberman FL, Hidemura R, Peters RL, et al. Pathogenesis and treatment of hydrothorax complicating cirrhosis. Ann Intern Med 1966; 64: 341-51.
4) Johnston RF, Loo RV. Hepatic hydrothorax: studies to determine the source of the fluid and report of thirteen cases. Ann Intern Med 1964; 61: 385-401.

索引

英文

A〜C

ABPA　95，179，190
ADA高値　6
angiomyolipoma　165
anthracofibrosis　56
Aspergillus fumigatus　178
*Aspergillus fumigatus*皮内テスト　92
bronchial anthracofibrosis　56
CD4陽性リンパ球　125，127
CEA高値　181
Chryseomonas luteola　136
CNPA　189
Cryptococcus neoformans　125

D〜K

D-dimer　13，19
DIC　173
EBV関連B細胞性リンパ増殖性疾患　36
EBV陽性細胞　37
epithelioid cell granuloma　99
floppy epiglottis　60
Gayの分類　84
HMB-45陽性　168
IL-6　48
Klebsiella pneumoniae　137

L〜N

LAM細胞　168
lymphangioleiomyomatosis（LAM）　165
lymphomatoid granulomatosis　36
mechanic's hand　74
Mendelian susceptibility to mycobacterial disease　111
micronodular pneumocyte hyperplasia（MNPH）　165

mosaic perfusion pattern　184，185
MSMD　111
mucoid impaction　91
Mycobacterium abscessus　113
Mycobacterium avium　147
NSIPパターン　73

P〜W

paradoxical reaction　122
paradoxical response　122
paraneoplastic sarcoidosis　32
PCPS　20，21
Rhizopus microsporus　153
SLE　105
subependymal nodule　165
tuberous sclerosis complex（TSC）　165
wax and wane　37

和文

あ〜い

悪性胸膜中皮腫　163
アスベスト　161
アレルギー性気管支肺アスペルギルス症　95，179，190
異所性子宮内膜症　142，144
インジゴカルミン　196
インフルエンザ迅速検査　44
インフルエンザ脳症　47
インフルエンザ肺炎　47

か

下大静脈欠損　129，132
下大静脈フィルター　20，22
カルレチニン　163
肝外門脈閉塞症　130
肝硬変　51，194
間質性肺炎　24

肝性胸水　196
癌性胸膜炎　8
肝肺症候群　51

き

奇異性声帯運動　62
気管・気管支結核　89
気管支狭窄　56
気管支結核　120
気管支透瞭像　12，13
気胸　4
器質化肺炎　69，120
奇静脈結合　129，132
偽妊娠療法　143
偽閉経療法　143
吸引性肺炎　4
急性呼吸窮迫症候群　15
胸囲結核　186，187
局所麻酔下胸腔鏡　161

け

経鼻的持続陽圧呼吸　59
結核性胸膜炎　8
結核性硬化症　165
血管筋脂肪腫　165
血管性雑音　82
血球貪食症候群　175
血行播種性結核　184
血清アスペルギルス沈降抗体　139
血栓内膜除去術　76
血栓溶解療法　20
牽引性気管支拡張　72
原発性インフルエンザウイルス肺炎　47

こ

抗ARS抗体　73
抗ARS抗体症候群　74
抗アミノアシルtRNA合成酵素抗体　73

抗凝固療法　19

さ〜し

サッカリンテスト　92
サルコイドーシス　99
サルコイド反応　31
自然縮小　34
初期悪化　122
食道憩室　113
心原性脳塞栓症　63
侵襲性肺アスペルギルス症　191
滲出性胸水　6
心臓サルコイドーシス　101
深部静脈血栓症　19, 186
心房細動　63

す〜そ

ステロイドパルス療法　17
すりガラス陰影　72, 142
接合菌症　154
潜在性結核感染症　27
全身麻酔下胸腔鏡　163
粟粒結核　15, 183
粟粒状陰影　15

た〜ち

多系統萎縮症　58
多発空洞　27
多発性筋炎　24
中枢性気管支拡張　180

に〜の

尿中レジオネラ抗原　67
粘液栓　178
粘着性無気肺　13
脳室上衣下結節　165

は

肺MAC症　150
肺 *Mycobacterium abscessus* 症　113
肺 *Mycobacterium avium-intracellulare* complex 症　150
肺NTM症　136
肺アスペルギローマ　190
肺化膿症　89
肺結核　89, 125
肺血管拡張　51
敗血症性肺塞栓症　26
肺血栓塞栓症　13, 19, 186
肺血流シンチグラム　52
肺高血圧　76, 82, 129, 130
肺サルコイドーシス　100
肺食道瘻　113
肺動脈分枝狭窄症　84
肺内シャント　52
肺ムコール症　154
播種性クリプトコッカス症　125
播種性結核　125
播種性血管内凝固症候群　173
播種性肺非結核性抗酸菌（NTM）症　111
バルーン肺動脈形成術　78
瘢痕狭窄　89

ひ〜ほ

非乾酪性類上皮肉芽腫　31
びまん性肺胞出血　104
肥満低換気症候群　59, 65
部位別気管支洗浄　137
ぶどう膜炎　29, 97
粉塵吸入　56
閉塞型睡眠時無呼吸　66
閉塞性肺炎　89
閉塞性無精子症　91, 94
ヘモジデリン貪食肺胞マクロファージ　104
傍腫瘍症候群　32
ポリソムノグラフィー検査　59, 64, 65

ま〜も

マイコプラズマIgM抗体　42
マイコプラズマ細気管支炎　41
マイコプラズマ肺炎　41
マクロライド耐性マイコプラズマ感染　42
慢性壊死性肺アスペルギルス症　189
慢性血栓塞栓性肺高血圧症　76
慢性肉芽腫症　156, 158
慢性血栓塞栓症　184
無気肺　13
ムコール症　154
免疫抑制患者　27
門脈圧亢進症　130

や〜れ

薬剤性肺障害　4
ヤング症候群　91, 94
ラングハンス型巨細胞　157
リンパ球優位　6
リンパ腫様肉芽腫症　36
リンパ脈管筋腫症　165
類上皮細胞肉芽腫　101
レジオネラ症　175
レジオネラ肺炎　67, 175

第一線呼吸器科医が困った症例から学んだ教訓 ＜検印省略＞

2017年3月21日　第1版第1刷発行

定価（本体5,800円＋税）

　　　　　監修者　吉　澤　靖　之
　　　　　発行者　今　井　　　良
　　　　　発行所　克誠堂出版株式会社
　　　　　〒113-0033　東京都文京区本郷3-23-5-202
　　　　　電話（03）3811-0995　振替 00180-0-196804
　　　　　URL　http://www.kokuseido.co.jp

ISBN978-4-7719-0476-7　C3047　￥5800E　　　印刷　株式会社 新協
Printed in Japan ©Yasuyuki Yoshizawa, 2017

・本書の複製権・翻訳権・上映権・譲渡権・公衆送信権（送信可能化権を含む）は克誠堂出版株式会社が保有します。

・本書を無断で複製する行為（複写，スキャン，デジタルデータ化など）は，「私的使用のための複製」など著作権法上の限られた例外を除き禁じられています。大学，病院，診療所，企業などにおいて，業務上使用する目的（診療，研究活動を含む）で上記の行為を行うことは，その使用範囲が内部的であっても，私的使用には該当せず，違法です。また私的使用に該当する場合であっても，代行業者等の第三者に依頼して上記の行為を行うことは違法となります。

・JCOPY ＜（社）出版者著作権管理機構　委託出版物＞
本書の無断複写は著作権法上での例外を除き禁じられています。複写される場合は，そのつど事前に（社）出版者著作権管理機構（電話 03-3513-6969, Fax 03-3513-6979, e-mail：info@jcopy.or.jp）の許諾を得てください。